PHYSIOTHERAPY

물리치료 임상실습일지

저자 물리치료 임상실습운영위원회

CONTENTS 물리치료 실습 일지

PHYSIOTHERAPY

물리치료 실습 일지 **CONTENTS**

20 학년도 물리치료 임상실습일지

실습기관	
1차	
2차	
3차	
4차	
5차	
6차	

실습기관							
1차	년	월	일 ~	년	월	일
2차	년	월	일 ~	년	월	일
3차	년	월	일 ~	년	월	일
4차	년	월	일 ~	년	월	일
5차	년	월	일 ~	년	월	일
6차	년	월	일 ~	년	월	일

병원 부서(실)장	
1차	
2차	
3차	
4차	
5차	
6차	

실습생 정보	
대학교	
학과	
학번	
이름	(서명)

지도교수	____________ (인) 및 서명

1 물리치료 임상실습의 운영

1. 정의

"물리치료 임상실습이란 물리치료사의 양성 기관에서 행하는 교육과정의 한 중요한 부분으로, 물리치료사가 되기 위해 재학생이 감독 및 지도치료사(supervised therapist)의 지도 및 관리하에 환자 등을 관찰하고 환자의 실제 치료를 보조 또는 치료를 행하는 일"을 수행하는 것이다.

TIP 물리치료 임상실습의 당위성업무영역

물리치료(학)과에 재학중인 학생들은 학교에서의 적절한 이론과 실습과정을 통해 물리치료 임상실습을 준비하게 된다. 물리치료사는 살아 움직이는 존엄한 인격체의 발전과 케어를 돕는 사람이고 시행착오에 의한 경험을 가지지 않도록 한다. 항상 정밀한 사전 계획과 체계적인 방법을 통해 문제를 해결하고 이를 위해 임상에서의 유능하고 경험 있는 감독자 및 선임자의 지도 · 감독이 필요하다

2. 물리치료 임상실습 수행과정

첫째, 각종 대학(교)의 물리치료사를 양성하는 교육기관에서 주최하고 실습 병원에서 수행한다.

둘째, 물리치료 임상실습은 전체 교육과정의 완전체로, 교육과정 상의 전공과정을 바탕으로 한 수업의 연장이 되는 과정으로 볼 수 있다. 물리치료 임상실습은 학교에서 습득한 임상적 이론 및 실습을 토대로 이를 실제의 행동, 경험, 실험 및 응용 등을 통해서 심화시키는 과정으로 학교 밖에서의 수업이다.

셋째, 물리치료 임상실습은 임상에서 실습생을 대상으로 하는 취업 전 교육의 일환이다.

넷째, 임상의 감독 및 지도치료사 그리고 해당 학교의 교수의 감독과 지도하에 수행한다.

다섯째, 실습은 크게 사전준비(orientation), 관찰(observation), 참가(participant), 실제 치료(realistic therapy)의 네 단계를 걸쳐서 수행한다.

TIP 물리치료 임상실습 수행의 4단계

1) 사전준비(orientation): 임상실습에서 발생하는 상황에 미리 대비하는 과정 또는 수단, 예) 병원 시설 및 장비, 치료실 공간
2) 관찰(observation) : 대상자 screening, History taking, 치료사와 환자의 상담 상황 및 기록, 환자의 심리상태, 치료사의 치료계획 및 치료 활동, 병동 방문 물리치료(bed side PT)
3) 참가(participant) : 평가, 진단, 중재, 예) 치료 기술, 치료 성과 또는 문제해결 과정에서의 발표에 대한 평가
4) 실제 치료(realistic therapy) : 임상실습의 가장 마지막 과정, 실습생이 환자를 상담(면접)하고 진단 및 평가, 치료계획을 수립, 치료, 평가 등 임상활동 전반에 관한 경험을 쌓는 단계, 예) 운동치료를 위한 운동프로그램 설계(디자인),

참고 물리치료 임상실습을 위한 물리치료서비스 대상

1. **물리치료 환자**(Patient)
   질병, 손상, 기능제한 또는 장애를 가진 사람을 대상으로 물리치료 수행의 검사(examination), 평가(evaluation), 진단(diagnosis), 예후(prognosis)의 과정을 통해 치료(treatment)를 받는 대상자
2. **물리치료 고객**(Client)
   물리치료 서비스를 제공 받는 모든 사람, 물리치료사의 상담, 중재, 전문가적 조언, 예방 서비스, 건강과 복지 향상을 위한 서비스의 혜택을 받는 대상자. 고객은 또한 회사나 교육기관에 있으면서 물리치료사의 서비스를 받는 대상자

3. 물리치료 임상실습 필요성

물리치료학과 전공 수업을 통해 습득한 치료적 원리(principle)와 기술(technique) 및 방법(method) 등을 임상(병원) 상황에 맞게 적용하여 통합시키는 과정이 물리치료 임상실습이다. 물리치료학과 학생들은 물리치료 임상실습을 통해 임상의 환자가 가진 급·만성의 손상과 질환을 예방 및 물리치료사가 치료하는 것을 경험하게 되고, 스스로 문제 해결하는 능력을 배양해 나갈 수 있다. 또한 환자를 비롯한 인간 대상자와 치료사들 간에 상호 소통(mutual communication) 하는 것을 관찰하여 실습생 본인의 임상에서의 실질적 능력을 강화하도록 한다. 특히, 임상에서는 환자 치료에 있어 예방(prevention)적 관점에서의 치료 개념을 익힐 수 있어야 한다.

TIP 물리치료 임상실습을 통한 예방적 개념 및 분류

- 일차예방(primary prevention): 위험집단의 질병을 예방하기 위한 건강증진 활동
- 이차예방(secondary prevention): 조기진단 및 질환과 후유증의 중증도와 이환기간의 감소, 예) 손상의 치료를 통한 예방
- 삼차예방(tertiary prevention): 장애를 감소시키고 만성적, 비가역적인 질환을 가진 사람들의 신체 기능을 개선하고 유지시키기 위한 재활 과정

2 물리치료 임상실습의 목적

물리치료 임상실습은 물리치료(사)의 역할을 제대로 인식하고 과학적이고 임상적인 이론이나 지식 등을 임상에 적용함으로서 물리치료 실무 능력 배양하는데 목적이 있다. 또한 환자와 관련된 문제를 해결하기 위해서는 근거중심 물리치료가 바탕이 되어야하고 임상의사결정 능력을 향상시키는 데 역점을 두어야 할 것이다.

물리치료사로서 실제적인 물리치료 임상실습의 목적은 다음과 같다.

첫째, 임상에서 요구하는 제반 치료 경험의 습득

둘째, 치료 활동 방법의 훈련과 일관된 수행력 함양

셋째, 환자에 대한 이해와 유대관계(rapport) 형성

넷째, 과학적이고 근거중심적 평가와 진단

다섯째, 물리치료사로서의 정체성 및 인본주의적 치료관 확립

여섯째, 물리치료사의 치료철학과 올바른 치료관 확립

일곱째, 전문물리치료사의 역량 함양

TIP 물리치료 임상실습의 목적을 달성하는데 추구해야할 요건

첫째, 환자에 관한 임상 연구

둘째, 치료계획 수립(장기 또는 단기)

셋째, 치료 중재활동

넷째, 환자 상태의 다면적 분석

다섯째, 평가 및 진단

여섯째, 의사, 간호사 및 다른 전문가와 협력

일곱째, 전문적 활동 등

환자 및 보호자와의 친밀한 유대관계(레포어, rapport)

레포어는 프랑스어로 '라포르(rapport)' 라고 하고, 환자와 의사 사이의 심리적 신뢰 관계를 의미한다. 원래 프랑스 용어로는 가져오다, 참조하다에서 유래된 말이다. 보통, 한국의 임상에서는 라포, 래포 또는 라뽀라고도 불리는데, 사람과 사람 간에 발생하는 상호 신뢰관계를 나타내는 심리학 용어이다. 특히, 임상이나 치료사가 치료 및 교육 그리고 상담 등에 많이 적용하고 있고 환자 및 보호자에게 레포어를 형성할 경우 대상자들로부터 보다 많은 치료를 위한 배경 정보를 얻을 수 있다.

3 물리치료사의 업무

1. 의료체계

의료 기관	치료(실)	분야별 업무
종합병원 대학병원 의료원	물리치료실	• 근육뼈대계 환자 치료 • 노인성 질환 치료 • 소아물리치료 • 신경계 환자 치료 • 스포츠물리치료 • 수중 물리치료 • 암 환자 물리치료, 치매환자 관리와 교육 • 심장호흡 물리치료 • 재가 방문 물리치료 등
전문(재활)병원	물리치료실	• 근육뼈대계 환자의 전문적인 치료 • 신경계 질환의 전문적인 치료 • 소아물리치료 • 스포츠물리치료 • 기타 내과질환 • 심장호흡 물리치료 • 재가 방문 물리치료 등
병(의)원	물리치료실	• 근육뼈대계 환자 치료 • 노인성 질환 환자 치료 • 신경계질환 환자 치료 • 스포츠물리치료 • 수중 물리치료 • 심장호흡 물리치료 • 소아물리치료 등
보건소	물리치료실 재가 방문치료	• 근육뼈대계와 신경계 환자관리와 상담 • 노인질환 환자관리와 상담 • 분야별 예방 교육 및 상담 • 재가 방문 물리치료 등

2. 사회복지 서비스체계

근무 기관	근무형태	주요 업무
장애인 복지관	재가 방문 물리치료	• 장애아동 치료와 관리 • 거동불편 노인 관리
	물리치료실	• 소아 환자 물리치료와 관리 • 노인 환자 치료와 관리 • 수중 물리치료
장애아동 전담 어린이집	관리와 교육	• 장애아동 치료와 교육 • 장애아동 물리치료와 관리
	물리치료실	• 소아신경계 환자의 물리치료와 관리 • 장애아동 물리치료와 관리
특수학교	관리와 교육	• 장애아동(시각, 청각, 지체, 언어) 치료와 교육
	물리치료 업무	• 장애아동 물리치료와 관리

장애아동 복지시설	물리치료 업무	• 장애아동 물리치료와 관리
	주간보호 센터 업무	• 장애아동 물리치료와 관리
	재가 방문 물리치료 업무	• 장애아동 물리치료와 관리 • 거동불편 장애인 물리치료와 관리 • 거동불편 장애 노인 물리치료와 관리 • 거동불편 해소를 위한 내부 구조의 상담 및 처리
노인의료 복지시설 (노인요양시설/노인전문요양시설/노인전문병원)	물리치료 업무	• 근육뼈대계 환자 물리치료와 관리 • 신경계 환자 물리치료와 관리 • 노인 환자 물리치료와 관리 • 암과 치매 환자 관리
노인여가 복지시설 (노인복지관)	물리치료 업무	• 근육뼈대계 환자 물리치료와 관리 • 신경계 환자 물리치료와 관리 • 노인 환자 물리치료와 관리
재가 노인 복지시설 (주간보호시설/단기보호시설)	물리치료 업무	• 근육뼈대계 환자 물리치료와 관리 • 신경계 환자 물리치료와 관리 • 노인 환자 물리치료와 관리

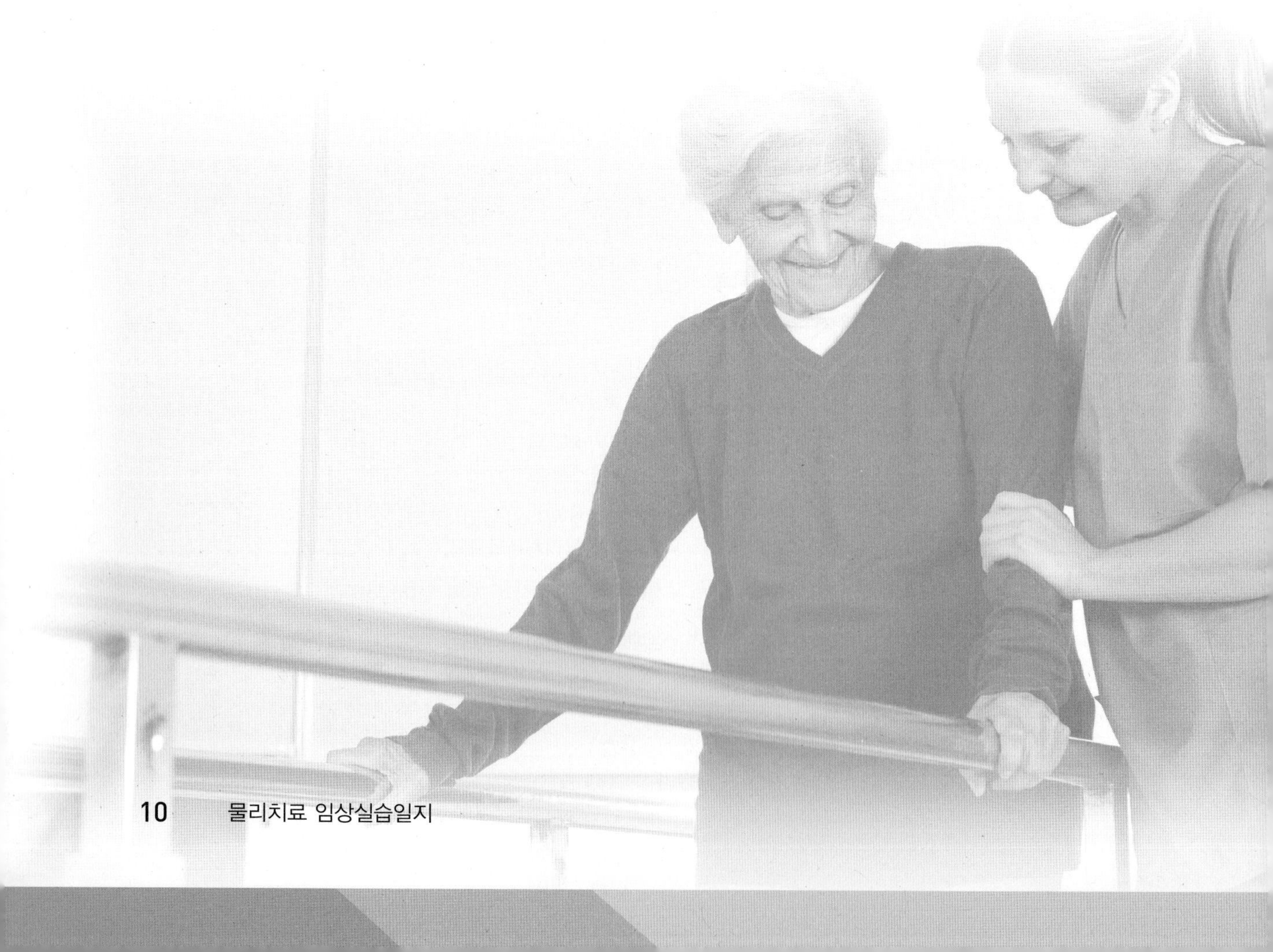

4 물리치료 임상실습 영역

● 임상 물리치료사 (Physical therapist in Clinics)

1. 보건직 혹은 의료 기술직 공무원 (Public official)
2. 사회복지기관 혹은 복지시설 물리치료사
3. 산업체 물리치료사 (Industrial PT)
4. 스포츠 팀 혹은 공연 팀(Team Doctor or Trainer, special PT)
5. 개인 센터 개설(예: 운동센터 등)
6. 대학원 진학, 대학 교수, 학회 강사 (물리치료 석박사 과정 혹은 보건학, 의학, 사회복지 등을 선택)
7. 연구기관 연구원 (Researcher)
8. 특수학교 치료사
9. 동물 물리치료사 (Animal PT)
10. 외국유학과 해당국의 물리치료사로 현지 취업
11. KOICA 해외봉사단 혹은 국제기구 취업
12. 종합병원, 대학병원, 의료원 내 물리치료사
13. 전문병원, 재활병원, 한방병원 등

출처 Korea : http://www.kpta.co.kr/newkpta/
USA : http://www.apta.org/

TIP [실습분야] 특수 물리치료 제도에서의 8개의 전문영역_미국

1. 심장호흡 Cardiovascular & pulmonary (CCS)
2. 임상 전기생리 Clinical Electrophysiology (ECS)
3. 노인 Geriatric (GCS)
4. 신경계 Neurologic (NCS)
5. 정형계 Orthopedic (OCS)
6. 소아 Pediatric (PCS)
7. 스포츠 Sports (SCS)
8. 여성건강 Women's Health (WCS)

5 국내외 물리치료사 윤리강령

1. 대한민국

대한물리치료사협회 윤리강령

물리치료사는 박애와 봉사정신을 바탕으로 인간의 생명과 건강을 보살핌으로 써 국민보건 향상에 기여하고자 한다. 이에 우리 물리치료사는 아래 강령을 성실히 준수할 것을 엄숙히 서약한다.

1. 물리치료사는 민족, 지역, 인종, 성별, 신분의 차별 없이 전 인류에게 봉사한다.
2. 물리치료사는 지역사회주민의 건강 증진과 장애 예방을 위하여 항상 노력한다.
3. 물리치료사는 양질의 치료를 제공하기 위하여 산학 연구 활동에 앞장선다.
4. 물리치료사는 고통 받는 환자와 아픔을 함께 나누며 친절과 정성으로 책무를 다한다.
5. 물리치료사는 전문직업인이라는 자긍심과 사명의식을 갖고 타의 귀감이 된다.
6. 물리치료사는 직무상 알게 된 환자의 비밀을 임의로 타인에게 누설해서는 아니 된다.
7. 물리치료사는 그 개인의 권위나 이름이 상업적 광고에 이용됨을 허락하지 아니 한다.
8. 물리치료사는 동료회원은 물론 타 유관 단체와도 친목을 도모하여 협조를 유지한다.
9. 물리치료사는 회원 공동체 바탕 위에 본 회의 무궁한 번영과 발전을 위하여 헌신한다.
10. 물리치료사는 물리의학 발전을 위하여 국제협력 아래 최신 기술 정보 교류에 동참한다.

2. 세계물리치료사연맹

세계물리치료사윤리강령

세계물리치료연맹은 모든 물리치료사에게 다음을 준수하도록 하고 있다.

1. 모든 개인의 권리와 존엄성을 존중한다.
2. 해당 국가의 물리치료 업무관련 법과 규정을 준수한다.
3. 올바른 판단을 행사하고, 그에 따른 책임을 진다.
4. 정직하고, 유능하며, 책임감 있는 물리치료 서비스를 제공한다.
5. 질 높은 물리치료 서비스를 제공한다.
6. 물리치료 서비스에 대해서 공정하고 적절한 수준의 보상을 청구한다.
7. 환자/고객 각종 기관 및 지역사회에 물리치료와 물리치료사가 제공하는 서비스에 대한 정확한 정보를 전달한다.
8. 지역사회의 보건 의료적 필요에 부응하는 서비스를 계획 및 발전시키는데 기여한다.

출처 대한물리치료사협회

6 물리치료 실습대상자와의 소통과 의사소통

1. 환자 및 고객(실습대상자)의 심리를 이해가 필요하고, 신뢰감 형성을 위해 물리치료사의 업무상의 태도를 알고 있어야 한다. 병원 내 치료사와 환자와의 의사소통의 중요성을 이해하고 있어야 하고 항상 올바른 듣기와 인터뷰 기술을 익히고 준비하는 태도를 길러야 한다.
2. 환자 및 고객(실습대상자)과의 관계는 실습학생의 본분을 다하고, 환자 및 보호자에게 성의를 다하고 항상 존중하는 마음을 가진다.
3. 환자와 보호자에게 예의를 다하고, 나의 행동으로 병원 및 환자에게 어떤 영향을 줄 것인지 항상 인식하고 행동한다.
4. 치료사 선생님이 환자를 치료할 때 환자와의 레포어를 어떻게 형성하는지 면밀히 살피고, 학생으로서 질문을 할 것이 있을 때는 상황에 맞는지 스스로 확인하여야 한다.
5. 실습학생은 항상 물리치료실 책임자와 임상 지도선생님과의 의사소통이 항시 잘 되는지를 수시로 검토한다.

TIP 환자 및 장애인의 특성

환자 및 장애인은 보는 것, 듣는 것, 말하는 것 배우는 것, 움직이는 것이 정상적인 사람들과는 차이가 있다.

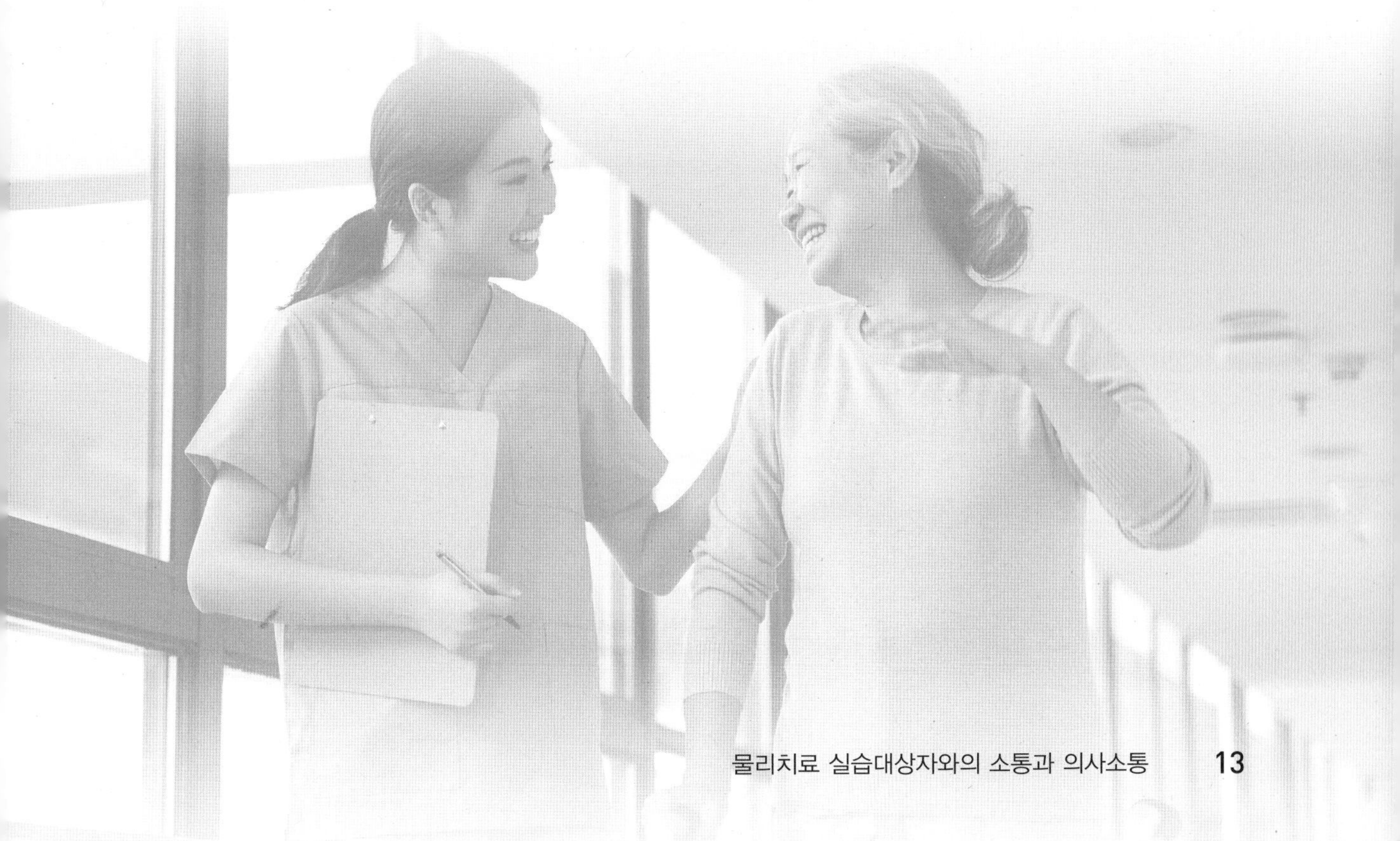

7 물리치료 임상실습 시 태도와 전화응대

1. 태도

항목	중점과제	세부내용	수행방법
태도	인사 태도	눈 맞춤을 하는가?	• 인사의 기본은 내가 먼저 하는 것이며, 상대의 눈을 보며 하는 것이다(eye contact).
		밝은 표정인가?	• 밝은 표정으로 사람을 대한다.
		인사말을 하는가?	• 건강하고 분명한 어조의 말투로 '안녕하십니까?'라고 인사를 한다.
		바른 자세로 하는가?	• 고객을 향해 고개를 돌려 인사한다. 단지 고개만 까닥하는 인사는 지양하도록 한다.
	방향 안내	상대방의 질문을 확인하는가?	• 질문내용을 한번 더 확인한다(예: 운동치료실 말씀입니까?).
		손바닥을 펴서 방향제시를 하는가?	• 손바닥이 보이게끔 안내한다. 손가락이나 볼펜 등으로 방향을 가리키지 않다. • 볼펜을 가지고 필기 업무 중일 경우, 볼펜을 쥔 상태서 손바닥을 펴고 방향을 가리킨다.
		고개를 돌려 안내방향을 쳐다보는가?	• 고개를 돌려 안내방향을 정확하게 쳐다보며 안내한다.
		상대방이 인지하였는지 확인 하는가?	• 설명 이후 소통이 되었는지를 확인한다. 이때, 질문자의 눈을 쳐다보고 반응을 본다.
	상황에 맞는 인사 (배웅 등)	인사말을 하는가?	• 상황에 맞는 인사말을 한다(예: 감사합니다. 또 뵙겠습니다. 건강하십시오. 전화 드리겠습니다. 안녕히 가십시오.).

2. 전화 응대

항목	중점과제	세부내용	실천방법
전화 응대	전화 응대 (인사말)	첫 인사 및 자기소개를 명료하게 하는가?	• 안녕하십니까(인사)? ○○치료실(소속) 학생물리치료사(신분) ○○○(이름)입니다. • 오래 기다리게 해서 죄송합니다.
		늦게 받았을 경우 정중한 표현을 하는가?	• 전화벨이 5번 이상 울렸을 때 받는 경우에 해당함. 예) ○○치료실(소속) 학생치료사(신분) ○○○(이름)입니다. 오래 기다리게 해서 죄송합니다.
	내용	질문내용에 대해 성실하고 적극적으로 답변하는가?	〈부재중인 경우〉 • ○○○선생님 말씀이십니까? • 죄송합니다만 ○○○선생님께서 부재중이신데 메모를 남겨드릴까요? • 아니면 전화를 드리도록 할까요? 〈재중인 경우〉 • ○○○선생님 말씀이십니까? • 잠깐만 기다려주십시오. • 친절하게 바꿔주는 경우란, '잠깐만요', '예'와 같은 표현을 사용하며 바꿔주는 것을 말한다.
	끝인사	끝 인사를 하는가?	• '감사합니다'로 인사한다. '좋은 하루 되십시오.' 등의 다른 표현이 있을 수 있지만, '감사합니다'로 통일한다.

8 교수와 지도물리치료사의 실습생 지도사항

물리치료 임상실습에서 해당 학교의 교수자와 임상의 지도 물리치료사들은 학생 및 실습생들이 실제 실습 병원에서 맞닥뜨리는 부분을 중심으로 명확하게 지도해야하고 그 내용은 다음과 같다.

첫째, 물리치료 임상실습 전반에 걸친 전공적 이해와 문제해결과정

둘째, 관찰, 참가, 실제 치료 등에서의 목적의 이해와 내용 및 방법

셋째, 실습생이 당면하게 될 각 전공 교과목에 관한 이해

넷째, 각 전공 과목별 치료계획, 치료방법 및 기록지 작성요령

다섯째, 물리치료 임상실습에 임하는 자세와 태도 및 주의사항들

TIP 추후지도

물리치료 임상실습이 종료된 후 병원에서는 실습생 전원과 그 지도에 참관한 교수, 지도치료사, 주임치료사 참석 하에 실습생을 위해서 실습평가회를 개최하여 실습생들에게 차후 지도를 하는데 도움을 주기도 한다. 이외에, 학교마다 차이는 있지만 실습 후 학교에 복귀하여 실습생들과 임상실습을 경험하지 않은 저학년 학생들 간에 병원 평가를 통해 미리 임상실습을 간접경험을 하게 하는 학교도 있다.

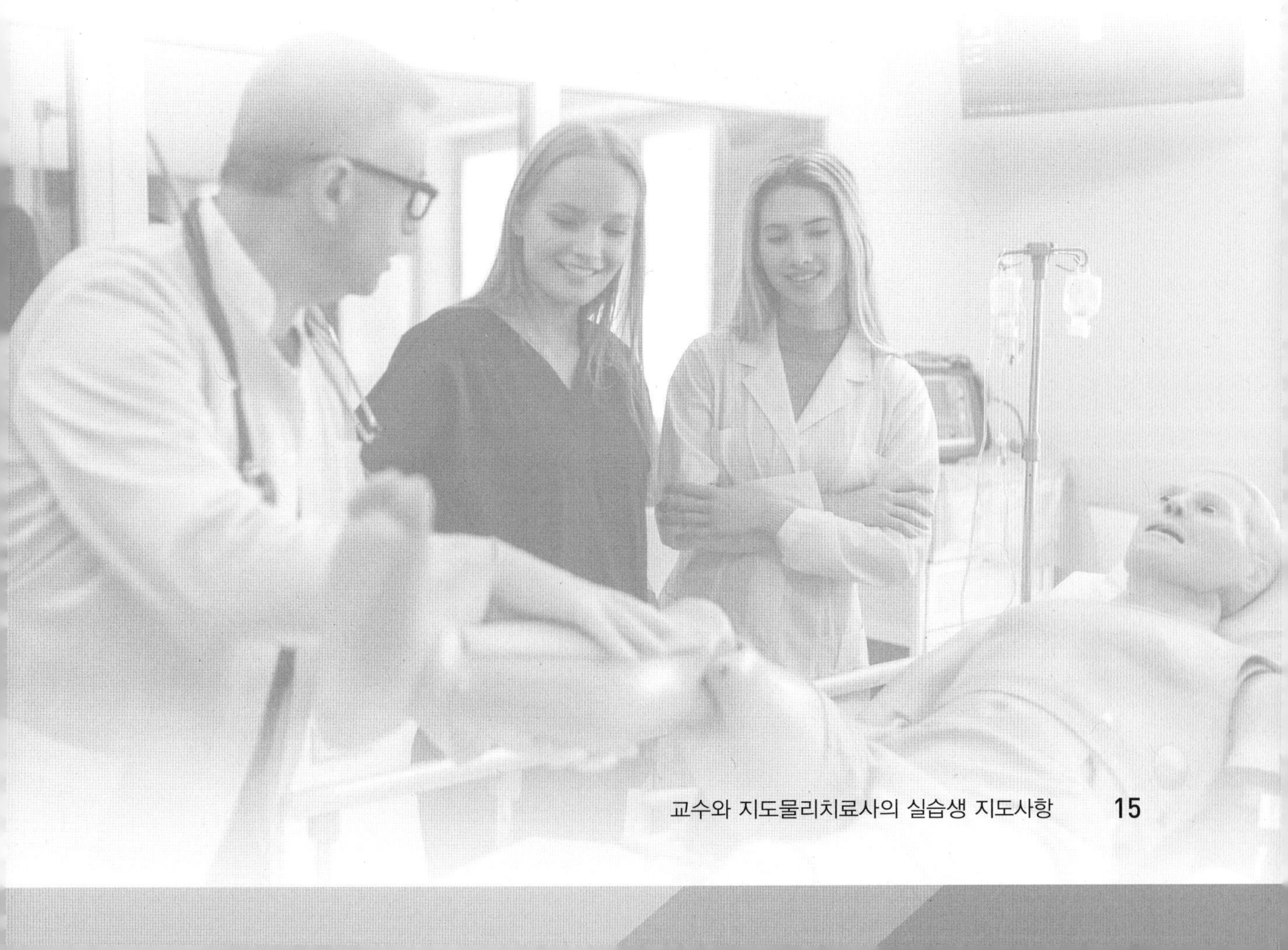

9 실습생의 주의사항

물리치료 임상실습생은 미래의 보건의료인에 걸맞게 올바른 태도와 마음가짐을 갖추어야 하고, 현재의 실습병원을 앞으로 본인이 근무하는 병원이라고 생각하고, 열과 성을 다해 근무해야 할 것이다. 또한 실습생이 아닌 실제 물리치료사다 라는 자세로 정갈한 용모와 올바른 말씨를 쓰도록 주의해야 한다. 병원 내 모든 일에 솔선수범해서 참여하도록 하고 환자에게 관심을 가지고 친절하며, 치료방법 연구에 게을리 하지 말아야 할 것 등이 기본적인 임상실습생이 가져야 할 태도이다. 기본적인 주의사항과 지도할 치료사와의 관계 방법은 다음과 같다.

1. 실습생의 주의사항과 방침

첫째, 물리치료 임상실습의 목적과 실습생으로서의 위치와 자세를 파악한다.
둘째, 환자와 보호자에게 지나친 관심과 불필요한 접근을 하지 않는다.
셋째, 실습병원의 방침을 정확하게 이해하고 적극적으로 협력한다.
넷째, 물리치료 임상실습에 전력을 다하고 실습 외의 다른 일로 체력을 분산하지 않는다.
다섯째, 모든 근무는 임상실습병원 규정 범위를 준수하고 이에 맞게 수행한다.
여섯째, 실습생은 실습병원의 직원과 동일하게 출퇴근 시간을 엄수한다. 단, 질병 등 기타 부득이한 사고로 인할 때는 그 사유를 지도 담당치료사를 통해 제출한다.
일곱째, 실습생은 실습기관(병원) 직원과 같이 정한 시간에 실습생 출근부에 날인한다.
여덟째, 실습 및 결과보고서의 경우 제출기한을 엄수한다.
아홉째, 물리치료사로서 언어, 복장, 태도에 있어서 부끄러움이 없도록 한다.

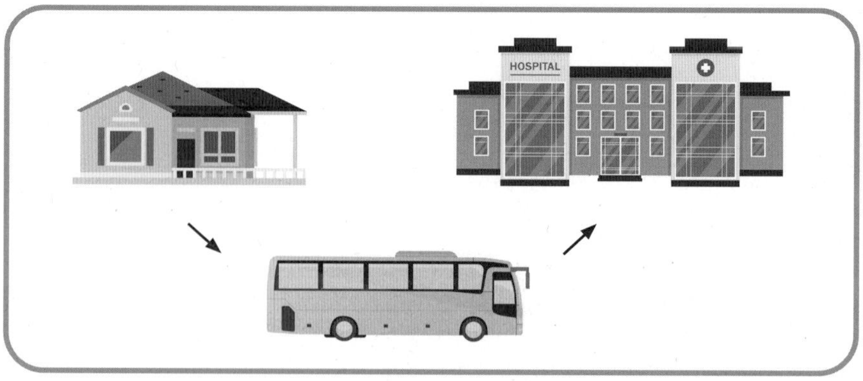

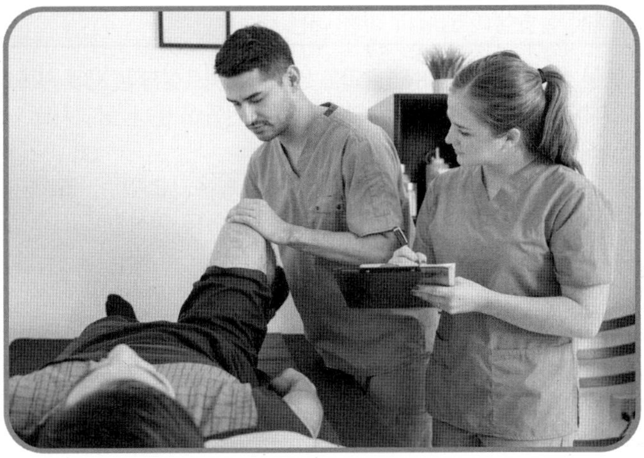

2. 지도치료사와의 관계

첫째, 임상실습은 지도치료사의 지도 및 감독 하에 환자를 치료한다.

둘째, 지도치료사는 실제 현장에서의 책임자이기에 존경하며, 예의를 갖춰 대하고, 언제나 성의를 다하여 겸허한 마음으로 그의 지도를 경청한다.

셋째, 지도치료사의 의견을 존중한다. 즉, 실습생은 업무상 지도치료사와 의견이 일치하지 않을 경우 의사와 일치하지 않아도 그가 결정하는 방향으로 쾌히 협력하는 태도로서 임해야 한다.

넷째, 실습생은 지도치료사와 전문적인 태도로 임하여야 하고, 불평이나 비생산적인 비평은 삼가하며 그의 방침은 이해하려고 노력하여야 한다.

다섯째, 실습생은 지도치료사와 견해가 있을 경우 또는 그것의 토의가 꼭 필요하다고 생각하였을 경우 학생이라는 입장에서 본인의 의사를 충분히 말하여 면밀한 지도를 받도록 한다.

여섯째, 지도치료사의 허락 없이는 사적인 행동을 하지 않도록 한다.

일곱째, 지도치료사 및 임상 전문가들과 임상실습과는 거리가 먼 사적인 관계(예, 과도한 친밀관계)에 주의한다.

3. 환자 및 보호자와의 관계

첫째, 환자의 이름과 얼굴을 최대한 빨리 익히도록 한다.

둘째, 환자를 최대한 친절하게 응대.

셋째, 환자에게 일관된 방향과 경향을 가지고 응대한다.

넷째, 환자 및 보호자의 심리적 특성을 충분히 고려하고 이해적인 태도를 견지한다.

다섯째, 환자 및 보호자 앞에서 매번 여유 있고 품위를 잃지 않도록 하고, 실습생 상호간 대화를 할 때 격조있는 언행을 한다(가급적 실습생과의 대화는 지양하도록 한다).

여섯째, 환자가 원하고 필요로 하는 물리치료사 상은 어떤 것인가를 생각해 본다.

이러한 주의사항은 절대적인 것이 아니지만, 실습생 스스로가 예비 보건의료인으로서 함께 지내며 인간관계를 개선시키고 치료와 사랑을 발휘할 수 있도록, 성의 있게 참가하고 실천하는 자세를 갖춰나간다.

TIP 물리치료 임상실습에서 실습생이 배워야 하는 내용

치료사들의 치료활동을 참관하여 만들어진 결과를 임상물리치료실습 일지에 기록으로 남기고, 객관적으로 평가한 후 자신의 실제 치료활동에 활용될 수 있는 자료로 만들어 둔다. 물리치료 임상실습에서 달성하려는 목표는 대체로 다음과 같다.

1. 학교에서 학습한 이론적 방법들이 임상현장에서 어떻게 활용되고 있는가를 객관적으로 파악한다.
2. 물리치료사, 환자, 치료 장비 및 도구, 그리고 임상 시설 등 임상활동을 수행하게 하는 모든 조건을 정확하게 파악한다.
3. 환자와 사물에 대한 관찰(observation) 능력과 관찰태도를 기른다.
4. 물리치료 임상실습과 학교 전공 수업의 차이를 최소화한다.
5. 실습생은 지도 치료사의 환자 치료과정에 적극적으로 참여하고 실제 치료 현장을 종합적으로 기록한다.
6. 물리치료의 다양한 세부 전공을 인지하고 각 전공별로 차이를 분석한다.

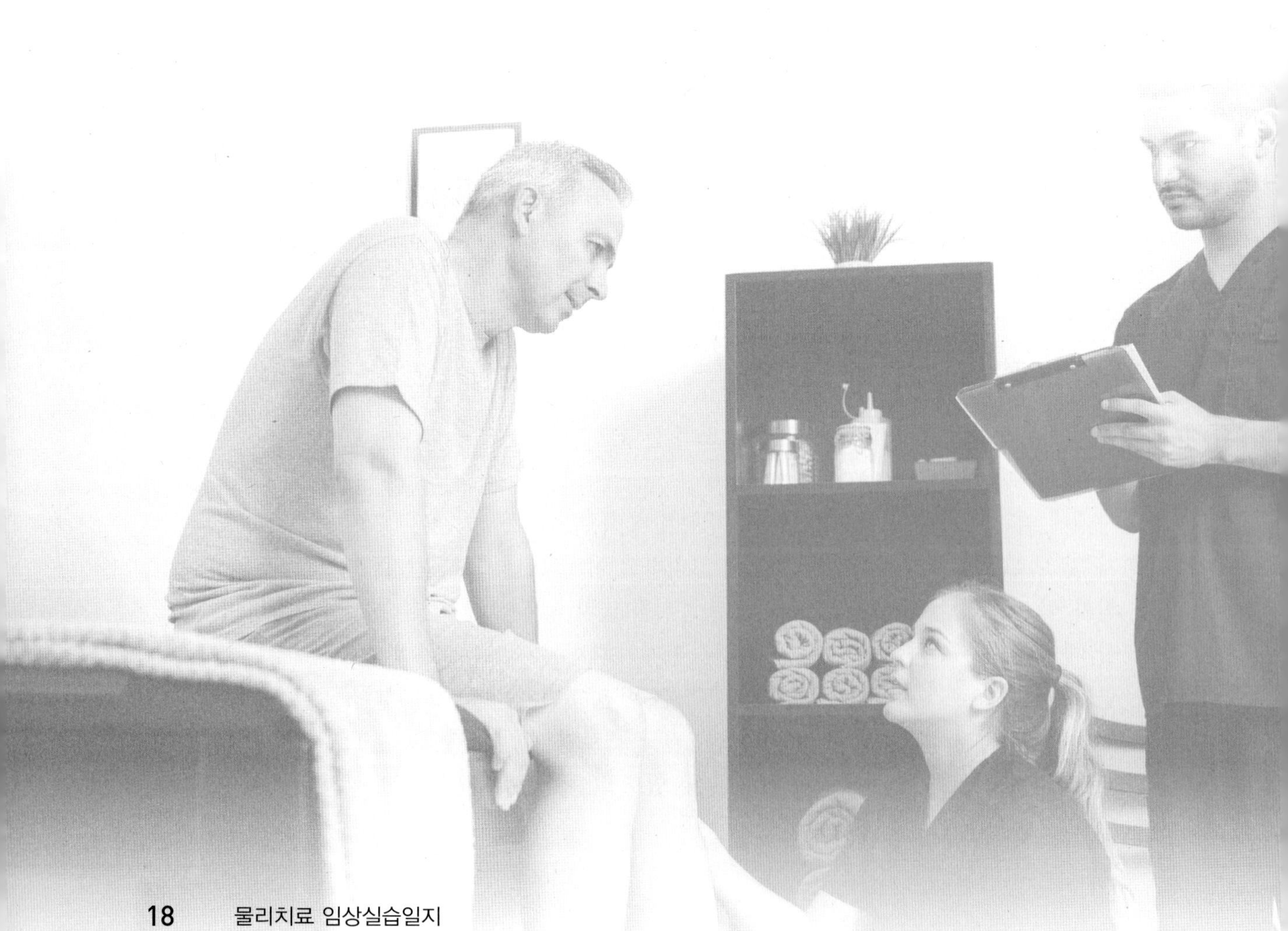

10 치료실 내 안전사고와 대처방법

안전사고 발생 요인	대처 방법
환자가 침상에서 내려오는 도중 그 자리에 주저앉는 경우	• 보호자가 동반하여 환자 옆에 대기할 수 있도록 교육 • 보호자가 없을 시에는 치료사 대기
환자의 의식 수준을 알 수 없어 판단 장애가 있거나 불안정한 상태인 경우	• 보호자 대기하도록 교육/보호 장비 이용(난간) • 통제가 안 될 경우 억제대 적용
치료 중간에 자세 변환을 하다 넘어지거나 침상에서 낙상한 경우	• 가능한 모든 환자의 치료에서는 난간을 이용 • 노인, 불안전한 환자는 보호자가 옆에 대기하도록 교육
물기로 인해 바닥에서 미끄러지는 경우	• 치료사들이 수시로 점검/물기가 있는 경우 즉시 제거
보호자가 환자를 부축하다가 함께 넘어지는 경우	• 환자가 치료실을 나갈 때까지 치료사 대기 • 도움이 필요한 경우 함께 부축
휠체어의 바퀴를 고정하지 않아 미끄러지는 경우	• 수시로 주의사항 교육하여 안전에 대해 강조 • 이동 시 치료사와 대기하여 휠체어 고정 확인
열 · 전기치료 시 화상을 입힌 경우	• 핫팩통(Hot pack unit)의 적정온도 유지/화상위험에 대해 설명 • 환자 감각상태 및 의식 상태를 정확히 평가 후 타월 두께 조정
치료 후 침상에서 치료기기나 의자를 지지하고 내려오다 미끄러지는 경우	• 치료 대 주변 장비의 바퀴 제거/바퀴 달린 의자관리 철저 • 침상에서 오르내릴 때의 주의 사항 교육
치료기구나 전기선에 걸려 넘어지거나 타박상을 입는 경우	• 수시로 치료 장비의 위치를 정리하여 이동 공간 확보 • 장비 등의 전기선 철저히 관리
낙상예방을 위한 난간 및 침상 문제	• 높이가 낮은 침대로 교체/난간 신규 설치 및 재정비
환자가 경련(발작)을 하는 경우	• 안정 자세를 취하게 하고 실습지도치료사 또는 책임자에게 보고하도록 도움 요청, 해당 병동에 알리고 환자가 안정을 취하도록 조치
침상이동 시 휠체어의 바퀴가 고정되지 않아 넘어지는 경우	• 휠체어의 브레이크를 잠금 확인/아동을 지지하여 잘 앉은 후 이동/휠체어 이동에 대한 보호자 교육
매트에서 치료 도중 낙상하는 경우	• 낙상에 대한 예방 교육을 실시 • 낙상의 위협이 있는 아동은 매트에 혼자 두지 않도록 하고 보호자가 동반하여 아동 옆에 대기할 수 있도록 교육
보행 훈련 도중 넘어지는 경우	• 치료실로 들어오고 나가는 이동과정 전반에 대한 낙상예방 교육 실시/보행 훈련 시 골반과 몸통에 충분할 정도의 지지를 제공 • 보행 훈련용 벨트 사용/독립보행이 가능한 아동의 경우 주변장애물이나 상황을 살피도록 주의하고 치료사가 함께 이동
경사침대 치료(Tilting table standing)시 문제가 발생하는 경우	• 소아 환자를 경사침대에 세울 때는 보호자에게 주의사항을 숙지시키고 충분한 지지를 제공 • 아동의 각성 상태를 수시로 확인하도록 보호자 교육

심한 울음과 컨디션 저하로 산소포화도가 떨어져 얼굴과 입술이 파랗게 변하는 경우	• 아이가 심하게 울거나 통증을 호소할 경우 즉시 경사침대에서 내려오게 하거나 불편한 곳을 찾아 도와 주도록 함 • 주치의에게 보고 하도록 도움 요청 • 치료실에 산소공급 장비를 비치하여 응급 사태에 대비
삼킴치료 시 식이섭취로 인해 흡인(aspiration) 되거나 울다가 토하면서 흡입되는 경우	• 지도치료사에게 즉각 보고하고 도움을 요청 • 치료실에 석션(suction) 장비를 비치하고 응급 사태에 대비
관절운동 시 골절, 인대손상이 예상되는 경우	• 치료를 즉시 중단하고, 주치의에게 보고하도록 도움 요청 • 안정을 취할 수 있도록 조치
열, 전기치료 시 화상을 입는 경우	• 화상에 대한 보호자 교육 • 아동이 움직여서 패드가 떨어지거나 치료장비의 전선이 빠지지 않도록 주의 적절한 강도를 제공

안전사고 발생 요인(운동치료실)	대처 방법
복도에서 환자 스스로 또는 보호자와 치료시간 외에 보행연습을 하는 경우	• 치료시간 외에 치료실 복도에서의 보행연습은 삼가 • 보호자가 동반하여 환자 옆에 대기할 수 있도록 교육 • 보호자가 없을 시에는 치료사 대기
의식상태가 불분명하여 올바른 판단을 잘못하거나 불안정한 경우	• 보호자 대기하도록 교육 • 통제가 안 될 경우 억제 대 적용(사전 동의 필요)
보행 연습 중 면회객, 어린이, 다른 환자의 보호자와 충돌하는 경우	• 접수에서 면회객 통제 • 병동에서 협조 요청하여 치료실에서 면회 삼가 홍보 • 입구에 보호자 안내문 부착 • 수시로 밖의 대기실을 안내하고 이동하도록 유도
혼잡한 시간 때에 보호자 또는 환자가 스스로 매트를 이동(Transfer)하는 경우	• 치료사 입회 하에 이동하도록 교육
그룹 치료 시 이동하는 경우	• 차례대로 치료사에 의해 이동할 수 있도록 지도
휠체어의 바퀴를 고정하지 않아 미끄러지는 경우	• 휠체어 고정장치에 대한 교육 제공 • 수시로 주의사항을 교육하여 안전에 대해 강조 • 이동 시 치료사가 대기하여 휠체어 고정 상태 확인
기구 이용 중 다른 기구로의 이동 시 넘어지는 경우	• 치료사의 보조 하에 이동, 기구의 고정상태 확인 • 올바른 기구사용에 대해 설명 제공
균형훈련을 환자 보호자와 함께 수행하는 경우	• 매트의 중앙부 내지는 안전장치 확보 후 시행 • 보호자가 환자에게만 집중할 수 있도록 교육
경사 침대(Tilting table)이용 시 기립성 저혈압으로 인한 쇼크가 발생 하는 경우	• 기립 성 저혈압에 대한 보호자 교육 • 보호자 교육과 동시에 치료사와 직원의 감독이 필수
보행 공간 내에서 주차된 휠체어로 인해 문제가 발생하는 경우	• 휠체어 및 침상을 치료실에서 먼 쪽부터 정리 • 휠체어는 반드시 접어서 벽에 붙임
치료실내 장비로 인해 피부에 상처를 입는 등의 문제가 발생하는 경우	• 치료실내 장비는 항상 제자리에 정리 • 장비에 문제가 생기면 바로 임상강사에게 보고, 재정비 및 수리 의뢰
발작(경련, seizure)을 하는 경우	• 안정된 자세를 취하도록 자세를 변경시키고 임상 강사에게 보고하고 주치의에게 도움 요청 • 병동에 알리고 환자가 안정을 취하도록 조치

안전사고 발생 요인(소아물리치료실)	대처 방법
아이가 장난감을 가지고 놀다가 다치는 경우	• 장난감의 위험도에 대한 사전 점검 및 관리/작은 물체를 입에 넣어 기도가 막히지 않도록 교육보호자가 옆에 있도록 교육
산만하여 주의를 요하는 소아의 경우	• 보호자에게 치료실 주변의 위험 지역에 대한 정보 제공과 상황에 따른 아동의 관리 방법 교육치료 전에 다른 아동에게 방해가 되지 않도록 교육
자전거나 치료 장비 이용 중 낙상하는 경우	• 안전장치를 확인하고 충분한 지지 제공/치료 도중 아동이 장난치거나 기계를 만져 위험에 노출되지 않도록 교육하고 치료사가 수시로 확인/다칠 위험에 대해서 보호자에게 충분히 설명을 하고 보호자가 항상 옆에 있도록 교육
스플린트(Splint) 제작 시 화상을 입은 경우	• 아동과 보호자에게 피부에 스플린트(splint) 재료가 닿을 시 뜨거울 수 있다는 것에 대한 설명 제공/아동이 뜨거운 것에 대한 공포감 알레르기가 있는지 확인/스플린트(splint)를 아동에게 접촉하기 전에 치료사가 먼저 온도를 직접 확인
MOTOmed(전동팔다리운동기) 수행 시 문제가 발생하는 경우	• MOTomed의 작동법 숙지/보호자가 동반하여 아동 옆에 대기할 수 있도록 교육 • 보호자가 없을 시에는 치료사 대기/치료 도중 아동이 장난치거나 기계를 만져 위험에 노출되지 않도록 교육 • 안전사고 발생 시 기계의 작동을 멈추고 아동을 살피도록 함
수치료 시 물의 온도 등으로 인해 문제가 발생 하는 경우	• 수치료 장비에 대한 작동법 숙지/아동이 물에 들어가기 전에 치료사가 직접 물의 온도 확인/보호자가 동반하여 아동 옆에 대기할 수 있도록 교육 • 치료 도중 아동이 장난치거나 기계를 만져 위험에 노출되지 않도록 교육
치료실 문을 열고 닫을 때 문제가 발생하는 경우	• 문을 열고 닫을 때 아동이 위험에 노출되지 않도록 교육 및 훈련 • 보호자가 동반하여 아동 옆에 대기할 수 있도록 교육
형제, 자매 등이 함께 온 경우	• 보호자와 함께 대기할 수 있는 대기공간에 대한 정보 제공/치료공간에서 다른 아동의 치료에 방해가 되지 않도록 하고 치료실 내 안전사고에 대한교육

11 물리치료 임상실습 기록

1. 필수적인 물리치료 임상실습 기록

물리치료 임상실습에서 실습기록은 물리치료학의 질적인 발달을 앞당기는데 매우 중요하다. 물리치료사는 국민의 건강을 책임지는 전문가이고 보건의료인의 한 사람으로 환자에게 제공한 모든 사항과 치료 과정을 기록하는 것은 당연하고, 법적인 차원에서 긍정적으로 작용하기 위해서도 모든 치료사실과 그 결과를 입증할 수 있도록 충분한 내용과 함께 정확하고 간결하게 작성해야 한다. 이러한 물리치료 임상실습 일지의 기록은 다음의 의의를 가진다.

1) 대한민국에서 물리치료사의 독립 개업을 위한 준비과정
2) 물리치료사가 치료를 한 후 자신들의 행위에 대한 보상(예; 국민건강보험)을 위한 근거자료.
3) 환자와 치료사 간에 발생하는 문제로부터 보호받게 되는 법적 자료로의 역할

TIP 임상물리치료정보의 기록과 보관

우리나라 의료법 제21조에 "의료행위에 관한 사항과 소견을 상세히 기록하고 서명하여야 한다." 그리고 이것을 5년간 보존하여야 한다. 물리치료사 단독법이 존재하지 않아 치료행위에 관한 세부 사항과 소견을 기록하고 서명 및 보존에 관한 언급이 직접적으로 나와있지 않지만, 책임있는 치료사로서의 행위별 기록이 꼭 필요할 것이다.

2. 물리치료 임상실습 기록의 요소

임상에서 물리치료사의 기본적인 소양으로 정확한 임상물리치료 정보를 기록하기 위한 교육이 수시로 이루어진다. 미국에서도 임상에서 물리치료사가 환자에게 행한 모든 행위를 매일 기록 방법 중 하나인 SOAP 노트를 통해 기록하게 하고 있고, 미국 대부분의 물리치료학과에서는 SOAP 노트를 교재로 하는 경우가 다수 있다. 임상물리치료 기록의 요소는 다음과 같다.

1) 객관성: 모든 물리치료사가 동일하게 받아들일 수 있어야 함
2) 명확성: 간결하고 명료한 문장으로 작성하여야 함
3) 일관성: 동일한 양식으로 일관된 흐름 유지하기
4) 정확성: 애매한 용어와 부정확한 표현은 혼란을 일으킴

※ 임상정보 기록 시 주의사항

- 객관적이고 정확한 작성을 유지함
- 간결하고 명료하게 작성하여야 함
- 잘못된 기록은 수정은 가능하지만 수정액으로 지울 수 없음
- 실수를 수정 시 그 부위를 긋고 반드시 서명 날인을 하여야 함
- 기록이 종료된 후에도 서명 날인하도록 함.

3. 물리치료 임상실습 기록(SOAP note) 방법

SOAP 임상 물리치료(실습) 노트를 어떻게 작성해야하고, 어떤 의미가 있을까요? 물리치료 임상실습 기록은 교육적인 측면과 윤리적인 면에서 매우 가치가 높고, 기록을 수집하여 통계화 과정을 거쳐 그 수치를 일반화한다면 이는 차후 동료와 후학들을 위한 훌륭한 자료가 된다. SOAP 노트의 기록은 임상 정보를 제공해주는 역할과 동시에 환자와 치료사 간에 발생하는 문제로부터 보호받게 되는 법적 자료로의 역할도 하게 된다. 따라서 SOAP 노트의 기록은 객관성과 정확성이 유지되어야 한다. 기록 시 내용은 간결하고 명료한 문장으로 작성하고 기록을 읽는 사람으로 하여금 정확하게 의미가 전달될 수 있도록 절대 장황하게 기술되지 않도록 하여야 한다. 물리치료사를 위한 SOAP 노트(SOAP notes)는 각각의 고유하고 중요한 기능을 가진 4개의 섹션을 포함한다(표 1). 임상 전문가인 물리치료사가 환자를 치료하고 관리하는 동안 환자를 평가하고 치료할 때 적용되는 임상 기록 방법 중 하나가 SOAP이다. "S"는 주관적(subjective)의 머릿글자이고, "O"는 객관적(objective)의 머리글자이고, "A"는 평가 및 사정(assessment)의 머리글자, "P"는 치료 계획(plan)의 머리글자를 의미한다(Kettenbach 1995).

SOAP 노트 기록을 위한 순서

단계		내용	설명
환자 정보 확인		1. 환자의 chart와 의사의 치료의뢰서 확인 2. 의사 의견 3. 병리검사서, 방사선검사서(X-ray, CT, MRI 결과 등)	환자의 구체적인 문제와 진단명 확인
↓			
환자와의 면담 (History taking)	S	환자 병력, 주소, 가정 상황	치료목표에 필요한 정보를 수집하고 수집된 정보를 기록
↓			
객관적 측정/계획	O	1. 객관적 검사의 모든 정보 2. 의사의 진단 및 각종 소견 기록 3. 이학적 평가: 관절운동범위, 근력, 근긴장도, 감각, 부종, 통증, 아탈구 상태, 정신상태, 기능적 능력, 이동능력 수준 검사, 보행검사 등	1. 의료기록이나 환자로부터 수집된 정보 2. 치료사는 실시될 객관적 측정을 계획 3. 이학적 평가를 통해 측정되고 관찰된 내용정보
↓			

정보 해석	A	1. 측정되고 기록된 정보 해석 2. 환자의 기능 제한이나 손상에 따른 문제목록(problem list) 기재 3. 장기목표(long term goal, LTG)와 단기목표(short term goal, STG) 설정 1) 장기목표 – 환자가 필요로 하는 문제를 해결할 치료계획 – 치료의 우선 순위 결정 – 치료비용 효율성을 고려 – 환자의 치료 목표를 위해 다른 건강관리 전문가와 소통을 위해 설정 2) 단기목표 – 장기목표를 달성하는 구체적 방법 기술 – 주로 4~5개 내 – 2~3주 이내로 설정 – ex) 팔과 다리의 근력 증가($F^+ \rightarrow G^-$), 통증감소(VAS 8→5), 몸통의 운동범위 증가(Trunk extension 20°→30°) 등	1. 기록된 주관적/객관적 정보를 해석 2. 문제해결에 관한 목표를 작성 3. 그 환자와 같은 연령의 사람에 대해 정상 범위 내에 들지 않은 요소들을 확인 4. 장기목표는 문제의 범위를 기록하고 치료에 대한 예정된 예후를 기록 5. 장기목표를 통해 입원기간 및 퇴원시기에 환자의 기능적 수준 예측 6. 단기목표 설정 시 우선순위를 결정해야 함
↓			
목표 설정	P	치료계획 및 치료지침 설정 – 치료자세와 부위, 치료도구, 치료시간, 치료강도, 주당 치료빈도(횟수), 치료의 종류, 치료장소 – 환자와 보호자 교육 – 재평가(계획) 등 – 퇴원 계획 – 보행: 이동거리, 보조범위, 보조기구, 보행의 종류 – 가정 프로그램(home program)	장단기목표를 달성하기 위한 여러 치료법 제시

표 1 SOAP 노트 기록하는 순서와 방법

SOAP 노트 기록(사례별)_영어

05/27/21 : status as of 11 : 00 : Initial Assessment

Dx : Osteoarthritis Ⓡ Knee ; Ⓡ total knee replacement 03/24/99

S :

C/C : Pain Ⓡ knee of intensity of 8 (0=no pain, 10=worst possible pain)

Prior level of function : Independent ambulation with straight cane at home and in public on all surfaces including stairs. Denies previous use of walker or crutches.

Home set-up : Lives alone in a house c 4 steps s handrail at entrance. Floor surfaces are carpeting & linoleum s throw rugs. Owns a straight cane only.

Pt. goals : To return home independence with a walker upon D/C.

O :

Transfer : Sit stand & supine ↔ sit c min+1 assist. Mat ↔ chair c mod+1 assist. On/off toilet not tested on this date 2° low Pt. endurance.

Gait : In P-bars 50% PWB Ⓡ LE for ~20ft. ×2 c min+1 assist. Amb on stairs not feasible on this date.

Balance : Good in sitting, standing & amb c walker.

Endurance : Fair$^+$/Good$^-$ on this date.

UEs & Ⓡ LE : WNL strength & AROM. Ⓡ LE : At least F strength at hip & ankle c WNL AROM ; not assessed further at hip & hamstrings. AAROM Ⓡ knee : prone 20~45°, supine 25~50°.

Mental status : Oriented×3. Follows commands well.

A :

Problem List :

1. Dependent transfers
2. Dependent amb.
3. strength ⓇLE.
4. AROM ⓇLE.
5. endurance

Long Term Goals :

1. Indep. transfers supine ↔ sit, sit ↔ stand, mat ↔ chair, & on/off toilet within 1 wk.
2. Indep. walker amb ~100ft×2 on level surfaces & on 4 steps s handrail 50% PWB Ⓡ

LE within 1 wk.

3. Indep. in home exercise program within 1 wk.
4. AROM Ⓡ knee to 10~90°within 1 wk. to allow Pt. Indep. ADL & amb.
5. Ⓡ LE strength at least F to allow for indep. transfer within 1 wk.

Short Term Goals : All to be achieved in 4 days.

1. All transfers c min+1 assist.
2. Walker amb 50ft×2 on level surface.
3. Home exercise program c verbal cues only.
4. AROM Ⓡ knee to 20~60°.

Imp : Rehab. potential good. Should be able to achieve Pt.'s goals. Pt. will need stair walker to amb steps at home.

P :

BID in dept : Transfer training, gait training progressing to a walker. AAROM & AROM exercises ⓇLE, Pt. will be instructed in home exercise program, CPM at B/S, electrical stimulator Ⓡ quadriceps to tolerance.

05/31/21 ; status as of 11 : 00 :

S :

C/C : Rates knee pain intensity as 6.

O :

Transfers : On/off toilet c mod 1 assist. Mat ↔ Chair & supine → sit c min 1 assist. Sit → supine & sit → stand c stand by 1 assist. Stand → sit indep. Gait : c stair walker 50% PWB LE ~50ft. ×2 c stand by 1 assist. Balance good c walker, standing or amb.

Ⓡ Knee AROM : Prone 20~60°, supine 20~60°, sitting 20~60°.

Home exercise program : Requires verbal cues to perform correctly.

A :

All achieved except toilet transfers. Will work toward Long Term Goals until D/C.

P :

Cont. c Rx as outlined in note of 06/01/21.

06/02/21 : status as of 14 : 00 DISCHARGE SUMMARY

S :

C/C : Rates knee pain intensity as 3.

Pt. goals : States feels she has achieved her goals.

O :

Transfers : Indep. sit ↔ stand, supine ↔ sit, chair ↔ mat, & on/off toilet.
Amb : Indep. c stair walker 50% PWB Ⓡ LE for 120ft. ×2 & on 4 steps c stair walker.

Ⓡ knee AROM : Prone 10~90°, supine 10~90°, sitting 10~90°.

Strength Ⓡ LE : F hamstrings and quadriceps & G hip flexors & extensors & in ankle musculature.

A :

Long Term Goals : All achieved.

P :

D/C PT. 2°to D/C of Pt. from Hospital to home ; Pt. was indep. in home program & given written copy (attached). Seen by PT. for 15 Rx sessions.

SOAP 노트 기록(사례별)_한글

05/27/21 : SOAP : 11 : 00, 초기진단과 평가

진단 : 오른쪽 무릎관절/무릎관절

뼈관절염 : 05/25/21 무릎관절/무릎관절 대치술

S :

<u>주호소</u> : 통증 척도를 사용했을 때 8등급 정도의 오른쪽 무릎관절 통증(0=통증, 10=극심한 통증)

<u>수술 전 기능수준</u> : 집에서는 지팡이를 가지고 독립이동이 가능했으며 집밖의 계단을 포함한 모든 평면을 독립이동 했음. 보행기 또는 목발 사용을 거절했음.

<u>가정환경</u> : 집 입구에 손잡이가 없이 4계단이 있는 독립주택에서 혼자 살고 있음. 집안의 마루 면은 카페트(carpet)와 리놀륨(linoleum)으로 되어 있다. 단지 지팡이만을 사용한다.

<u>환자의 목표</u> : 퇴원시 보행기를 가지고 다른 사람의 도움 없이 독립적으로 집으로 돌아간다.

O :

<u>체위 변화</u> : 똑바로 누운 자세 ↔ 앉기와 앉기 ↔ 서기를 최소 1명의 보조로 할 수 있다. 매트 ↔ 의자차는 중간 정도의 1명의 보조로 할 수 있다. 변기로 이동은 환자의 지구력이 이차적으로 낮아져서 오늘은 검사할 수 없었다.

<u>보행</u> : 최소 1명의 보조로 오른쪽 하지에 50% 부분 체중부하를 하여 평행봉 안에서 약 20ft(약 6.1m, 1ft는 약 0.3m)를 두 번 걸을 수 있다. 계단이동은 오늘 잘 할 수 없었다.

<u>균형</u> : 앉은 자세와 선 자세에서 좋으며 보행기를 가지고 잘 설 수 있다.

<u>지구력</u> : Fair^{+}/Good^{-} 정도이다.

<u>팔과 왼쪽 다리</u> : 능동관절운동범위와 근력이 정상범위 내에 있다.

<u>오른쪽 다리</u> : 엉덩관절과 발목관절은 정상범위 내의 가동범위운동의 강도가 적어도 F 정도이다. ; 발목관절과 엉덩관절의 2차적인 통증 때문에 더 평가할 수 없었다. ; 오른쪽 넙다리뒤근과 넙다리네갈래근은 T 수준의 근력이다. 중등도의 근육 뻣뻣함(stiffness)이 있다. 오른쪽 무릎관절의 능동보조 가동범위운동 ; 엎드린 자세에서 20~45°, 똑바로 누운 자세에서 20~45°, 앉은 자세에서 25~50°이다.

<u>정신상태(인지)</u> : 사람, 시간, 장소에 대해 명확하다. 지시사항에 잘 따른다.

A :

<u>문제목록</u> :

1. 통증 조절
2. 의존적 위치변화
3. 의존적 이동(transfer)
4. 오른쪽 다리 근력 감소
5. 오른쪽 다리 관절의 중등도 수준의 뻣뻣함(stiff)

6. 오른쪽 다리, 능동관절운동범위 감소
7. 지구력 감소

장기목표 :

1. 통증 조절을 위해 핫팩, 중주파(ICT), 저주파(TENS), 고주파(US)를 사용
2. 똑바로 누운 자세 ↔ 앉기, 앉기 ↔서기, 매트 ↔ 의자차로, 그리고 1주일내에 변기 ↔ 의자차로 독립적 위치 변화
3. 한 주일 내에 약 200ft(60.96m) 평지를 보행기를 사용한 독립 이동 그리고 4계단을 오른쪽 다리에 50% 부분 부하로 손잡이를 잡지 않고 오른다.
4. 한 주 내에 독립적으로 가정운동 프로그램을 하게 한다.
5. 한 주 내에 근육의 긴장을 감소시킴
6. 환자가 독립적으로 ADL과 이동을 할 수 있도록 한주 내에 오른쪽 무릎관절 능동운동범위를 10~90°로 한다.
7. 한 주 내에 독립적인 체위변화를 할 수 있도록 오른쪽 다리의 근력을 적어도 F까지 강화한다.

단기목표 :

목표 달성 기간: 4일 내

1. 모든 체위(body position) 변화는 최소 1인 보조로 한다.
2. 보행기를 사용하여 평지 50ft(15.24m)를 왕복한다.
3. 구두지시 만으로 가정운동 프로그램을 완전하게 한다.
4. 수술 후 고정에 따른 유착을 방지하고 치료마사지로 근육긴장을 감소시킨다.
5. 오른쪽 무릎관절 능동운동범위를 20~60°로 한다.

의견 : 기능회복 잠재력이 좋다. 목표를 꼭 달성할 것이다.
　　　환자는 집에서 계단 오르기를 위해 계단 보행기가 필요하다.

P : 물리치료실에서 하루에 두 번(b.i.d) 치료한다 :

위치 변화 훈련, 보행기 사용을 위한 보행 훈련, 오른쪽 다리 능동보조가동운동과 능동가동운동, 환자에게 가정운동 프로그램을 가르친다.

침상에서 CPM을 하고, 오른쪽 넙다리네갈래근 지구력을 위해 전기자극치료를 실시한다.

1. 통증조절(Pain control)
2. 치료마사지(Massage therapy)
   - 관절 주위 근육 마사지 → 근긴장 이완(Relaxation of muscle tension)
   - 고정에 따른 유착 방지(Muscle massage around joints)
3. 무릎뼈와 큰 관절 주위 운동(Patella and Major joint movement exercise)
4. 관절가동범위운동(ROM exercise)
   - CPM
   - Gym ball을 통한 ROM 운동
5. 엉덩관절/무릎관절 뻗침운동(stretching exercise with hip and knee joint)
6. 근력강화운동(Muscle strengthening exercise)

05/31/21 : 11 : 99 : SOAP 재점검

S :

<u>주호소</u> : 무릎관절 통증 등급이 VAS 6등급이다.

O :

<u>체위변화</u> : 중등도의 1인 보조로 의자차 ↔ 변기를 이동한다. 매트 ↔ 의자차 그리고 똑바로 누운 자세 → 앉기를 1인의 최소 보조로 한다. 앉기 → 똑바로 눕기, 그리고 앉기 → 서기를 1인 대기 상태 보조에서 한다. 서기 → 앉기를 독립적으로 한다.

<u>보행</u> : 계단 보행기를 사용하여 오른쪽 다리에 50%부분 체중부하를 하고 1인 대기상태 보조로써 약 50ft(15.24m)를 왕복한다. 보행기를 가지고 서기 보조 이동시 균형이 좋다.

<u>오른쪽 무릎관절 능동 관절가동범위 운동</u> : 엎드린 자세 20~60°, 똑바로 누운 자세 20~60°, 앉은 자세 20~70°.

<u>가정운동 프로그램</u> : 정확한 동작을 위해 구두지시가 필요하다.

A :

화장실 체위 변화를 제외하고 모든 것을 할 수 있다. 퇴원할 때까지 장기목표 도달을 위해 노력한다.

P :

05/27/21에 계획한 물리치료를 계속한다.

06/02/21 : 14 : 00 : 퇴원요약

S :

<u>주호소</u> : 무릎관절 통증 등급이 3이다.

<u>환자목표</u> : 자신의 목표를 달성했다고 생각한다.

O :

<u>체위변화</u> : 독립적으로 앉기 ↔ 서기, 똑바로 누운자세 ↔ 앉기, 의자차 ↔ 매트, 그리고 변기 ↔ 의자차. 이동 : 독립적으로 계단 보행기를 사용하고 오른쪽 다리에 50%부분 부하를 하여 120ft(36.58)를 왕복한다. 그리고 계단 보행기를 가지고 4계단을 오른다.

<u>오른쪽 무릎관절 능동 관절가동범위 운동</u> : 엎드린 자세 10~90°; 똑바로 누운자세 10~90°, 앉은 자세 10~90°.

<u>오른쪽 하지 근력</u> : 넙다리뒤근과 넙다리네갈래근 F^+, 그리고 엉덩관절 굽힘근, 폄근, 발목관절 근육이 G grade이다.

A : <u>장기목표</u> : 모두 다 달성했다.

4. SOAP 노트

SOAP 노트는 대부분의 미국 물리치료사들이 날마다 환자에게 행하는 것을 기록하는 방법으로 사용되고 있다. SOAP는 환자 관리를 위한 각 단락의 의미의 머리글자로서 S는 Subjective의 머리글자이며 치료사와 환자관계에 있어서 환자의 주관적으로 분류되는 모든 사항이 포함된다. O는 objective의 머리글자이며 객관적 모근 정보가 포함되며, A는 Assessment의 머리글자이며 S와 O의 관계에서 먼저 문제를 제시하고, 장기 목표와 단기 목표가 제시된다. P는 Plan의 머리글자이며 계획 작성에 포함되는 모든 정보가 포함된다. 기록의 단순화와 명확성을 위해서 문장을 짧게 단순화하며 그것을 위해 약어의 이용, 의학용어의 사용, 구두점, 기호 등을 적절히 사용한다.

주관적 정보(S)

환자가 입원환자일 때 미국의 개인 물리치료 임상기록 차트에는 모든 전문가들이 기록할 수 있는 여백이 마련되어 있어서 물리치료사는 의사들의 기록을 보고 환자의 과거 수술, 과거의 상태나 질환, 현재의 상태나 질환 검사의 결과, 최근의 수술 등의 정보를 얻을 수 있다. 환자가 외래 환자일 경우에는 의뢰서에 진단명, 환자의 주호소, 기능상태에 관한 정보를 얻게 된다.

주관적 정보 단락에는 환자의 현 상태와 관련된 모든 정보를 환자로부터 얻어내어 명시하는 단락으로서 환자의 주거 환경까지도 포함되며

첫째, 환자의 병력

둘째, 생활양식 또는 가정상황

셋째, 환자 자신의 심적 상태 또는 태도

넷째, 자신의 목표

다섯째, 자신의 모든 사항을 호소한다.

여섯째, 치료에 대한 반응, 자신의 입장 또는 현 상태에 관련된 어떤 것이든지 다 포함된다.

객관적 정보(O)

실시한 평가와 검사의 결과 그리고 환자에 대한 객관적인 관찰을 기록한다. 몇 가지 항목으로 예를 들면 관절운동범위, 근력상태, 감각상태, 이동, 보행 검사이다. 환자의 많은 결함이 신체의 여러 부위에 존재하고 있을 때는 팔, 다리, 몸통, 보행, 일상생활활동 등으로 구분하여 표기할 수 있다.

평가(A)

주관적(S), 객관적(O) 정보 단락이 작성되면 그것을 숙지해야되며, 가장 중요한 문제에 대해 최우선 순위가 되도록 설정한 후 차선, 차차선이 설정되며, 그 후 우선 사항의 순서로 주요문제 목록(main problem lists)을 작성하고 장기목표와 단기목표를 설정한다.

1) 문제목록

S와 O 단락을 조사해보면 환자가 가지고 있는 문제점을 알게되고 그 정보를 요약한다.

예를 들면

(1) 이동할 때 보조가 필요하다.

(2) 보행할 때 보조가 필요하다.

(3) 오른쪽 무릎관절의 능동관절운동범위(AROM)가 감소되어 있다.
(4) 오른쪽 넙다리네갈래근과 넙다리뒤근의 근력이 감소되어 있다.
(5) 보행시 지구력이 감소되어 있다.
등을 기능적인 용어로 명확히 기록한다.

2) 장기목표

장기목표는 SOAP 노트의 평가(A)단락의 한 부분이며, 장기목표는 치료에 의해 달성될 수 있는 최종의 산물을 명시한 것이다. 문제목록이 작성되면 환자의 장기목표가 설정된다. 장기목표는
첫째, 환자가 필요로 하는 문제를 해결할 수 있는 치료계획을 위해
둘째, 치료의 우선순위를 결정하고, 효율을 측정하기 이해
셋째, 치료비용 효율성을 돕기 위해
넷째, 환자의 치료목표를 다른 건강관리 전문가와 교통을 위해 설정된다.

문제목록으로부터 장기목표설정을 예로 들면 다음과 같다.
(1) 화장실 사용, 바로 누운 자세 ⇔ 앉기 자세, 앉기 자세 ⇔ 서기 자세, 의자 ⇔ 침대 등과 같음 ADL을 3주내 집에서 독립적으로 ADL을 할 수 있도록 한다.
(2) 보행기(walker)를 사용한 완전 체중부하를 하는 독립적인 이동을 위해 150ft(45.72m)를 두 번 걷게 하고, 계단 하나를 올라가게 하여, 집에서 3주내 독립 보행을 하게 한다.
(3) 3주내에 오른쪽 무릎관절의 AROM를 5~90°로 증가시키고 ADL이 적절히 되도록 한다.
(4) 3주내에 넙다리뒤근과 넙다리네갈래근의 근력을 가능한 AROM에서 F로 근력을 증가시켜 ADL이 적절히 되도록 한다.

3) 단기목표

장기목표로 달성하는 구체적인 방법의 제시가 단기목표가 된다. 단기목표 작성에는
첫째, 항상 **누가** 즉 **환자** 혹은 환자 **보호자**
둘째, **어떻게,** 즉 환자가 무엇을 어떻게 하느냐
셋째, **어떤 조건**으로 하느냐
넷째, **어느 정도** 하느냐가 명시된다.

치료계획 작성(P)

환자 치료에 대한 계획으로서 각 단기목표를 달성하기 위해 하나 이상의 치료법을 제시할 수 있다. 계획에 포함되는 정보는 다음과 같다.
1) 하루 혹은 일주일마다 환자가 받아야 할 치료횟수.
2) 환자가 받게될 치료.
3) 치료장소.
4) 치료의 진전 및 발전.
5) 평가나 재평가에 대한 계획.
6) 퇴원에 대한 계획.
7) 환자와 보호자에 대한 교육.

8) 환자가 사용할 기구.

치료계획을 기록할 때 고려되고 포함되어야 할 것을 예로 설명하면 기계기구 사용시 사용 기계기구의 종류 결정, 치료부위, 치료시간, 치료강도(온습포일 때는 타월의 두께), 환자의 자세가 기록된다. 보행일 때는 이동한 거리, 보조정도, 보조기구, 시간, 체중부하상태, 보행형태의 종류, 운동일 때는 팔다리 또는 몸통, 형태, 횟수, 자세, 이용된 기구, 주어진 저항의 양 등으로 기록한다. 치료가 끝나고 퇴원할 때도 환자가 받았던 치료횟수, 치료받지 않았을 때와 중단했을 때 그 이유, 환자가 치료를 빠지거나 취소한 것, 환자가 퇴원하여 갈곳, 퇴원이유, 환자 치료나 관리에 대한 권고 등을 기록한다.

<table>
<tr><th colspan="3">표 SOAP 노트–문제 지향식 의료기록(problem oriented medial record)</th></tr>
<tr><td>주관적 정보
(subjective information, S)</td><td colspan="2">• 환자에 의해 주어지는 정보의 기록(환자에게서 직접 들은 얘기를 기록하여야 한다. 하지만 환자의 의사소통이 힘들 경우 보호자를 통해 전달받을 수 있다)
• 의사 챠트에서 얻은 정보
• 환자의 주 호소사항, 목표, 과거력, 환자의 심리적 상태 및 태도, 환자의 취미, 직업 등에 대해 작성한다.</td></tr>
<tr><td>객관적 정보
(objective information, O)</td><td colspan="2">• 특정한 의학적 검사소견이나 정보를 포함한다.
• 치료사에 의해 객관적인 평가도구를 통해 환자를 평가한다.
• 의식상태검사, 인지기능검사, 관절운동범위, 근긴장도검사, 자세정렬, 근력검사, 협응검사, 균형검사, 다리 직거상검사, 신경학적 검사,</td></tr>
<tr><td rowspan="3">평가
(assessment, A)</td><td colspan="2">• 문제목록 작성(problem list):
: 주관적 정보와 객관적 정보를 바탕으로 환자가 가지고 있는 주된 문제를 기록한다. 환자가 처한 문제점을 확인하고 요약한 정보이다.</td></tr>
<tr><td rowspan="2">치료목표(goal)</td><td>장기목표(long term goals)
• 환자가 필요로 하고 요구하는 문제를 해결할 수 있도록 치료계획을 설정한다.
• 치료의 우선 순위를 결정하고 효율성 높은 계획을 수립한다.
• 효율성과 치료비용을 고려하여 계획하고 일반적으로 4주를 기준으로 환자가 달성가능한 치료 목표를 설정한다.
• (예) 4주 안에 독립적으로 병원 내 복도를 왕복해서 20m를 걸어 갈 수 있다.</td></tr>
<tr><td>단기목표(short term goals)
• 장기 목표 내에서 1주에서 2주 단위의 짧은 기간에 수행할 수 있는 목표를 설정한다.
• 환자 또는 보호자의 목표에 맞춰 계획한다.
• 환자가 단기간 내에 무엇을 할 수 있는지를 판단하여 1주를 기준으로 환자의 현재 상태를 파악하여 설정한다.
• (예) 환자는 1주 안에 평행봉을 잡고 독립적으로 10분간 서 있을 수 있다.</td></tr>
<tr><td>계획
(plan, P)</td><td colspan="2">• SOAP의 가장 마지막 수행하는 항목으로 평가를 통해 계획을 수립한다.
• 치료사에 의해 계획된 특수한 프로그램, 중재방법, 보다 세밀한 치료부위, 강도, 빈도와 기간, 예상되는 치료기간을 구성할 수 있다.
• 치료사가 환자의 보행훈련 계획을 설정하려하면, 이동거리, 보조의 양, 보조기구, 체중부하 정도, 보행형태, 주어진 저항의 양 등을 기록할 수 있다.
• 치료 후 재평가까지 기록한다.</td></tr>
</table>

참고: 기존의 SOAP 양식은 임상적 의사결정을 위해 통합적인 접근보다는 순서적인 접근을 위해 설계되었고 현재는 의료전문가들이 기본적으로 많이 사용되는 양식은 아니다(출처: • Lori Quinn, James Gordoon, 김원호옮김(2012). 치료사를 위한 ICF 기반 문서작성:임상 의사결정을 위한 지침. 정담미디어.)

출처 물리치료 문제해결 교재편찬위원회(2013)근거중심 임상의사결정에 따른 물리치료 문제해결 진단평가–중재. 현문사

5. 수정된 SOAP 노트

Texas대학 병원(Beaner, Rogers 1991)에서는 학생과 스텝들의 교육 및 연구에 쉽게 접근하도록 SOAP 노트를 수정하여 단순화 하였다. 일차적인 평가, 급성 환자의 관리, 외래 환자의 관리, 보조 기구를 위해 기본적인 기록사항들을 제공하고 있다. 수정된 양식은 새로운 환자(신환)의 치료안내, 치료절차 등을 제시하고 있으며 교육적인 측면에서 교육 자료로 제공하고 있다. 수정된 SOAP 노트 이외에도 환자 평가 시 사용하는 평가 양식으로 Texas 대학병원이 수정 개발한 뇌졸중 두부손상의 평가(그림 1), 척수신경 손상의 평가와 기록(그림 2, 2-1), 보행훈련 평가와 기록(그림 3)형태 등이 이용된다.

<table>
<tr><th colspan="3">표 SOAP 노트–문제 해결식 의료기록(problem solving process for evaluation)</th></tr>
<tr><td>문제점 제시</td><td colspan="2">• 의학적 소견 및 진단, 현재 상태, 질병, 의사 중심의 주 호소사항, 기능소실을 기록.
• SOAP 노트를 기록하기 전 문제점을 확인</td></tr>
<tr><td>주관적 정보
(subjective information, S)</td><td colspan="2">• 의사 챠트, 환자 및 가족과의 인터뷰에서의 정보를 기록
• 환자의 주 호소사항, 목표, 과거력, 환자의 심리적 상태 및 태도, 환자의 취미, 직업 등에 대해 작성</td></tr>
<tr><td rowspan="3">객관적 정보
(objective information, O)</td><td colspan="2">• 치료사에 의해 검사 및 측정된 자료를 바탕으로 기록한다.</td></tr>
<tr><td>계통관찰
(system review)</td><td>• 심장호흡계통: 심장박동수(HR), 호흡수(RR), 혈압(BP), 부종(edema)
• 피부계통: 흉터, 발진, 피부색 변화, 질감 등에 의해 촉진 또는 관찰 결과
• 근육뼈대계통: 관절가동범위(ROM)와 근력(strength)
• 신경근육계통: 협응(coordination), 균형(balance), 이동성(locomotion), 보행(gait), 반사, 감각, 지남력(orientaton)
• 의사소통능력(communication), 이해력(understanding), 의식수준</td></tr>
<tr><td>검사와 측정
(test and measure)</td><td>• 치료사에 의해 수행되는 여러 검사항목들
• 검사의 결과는 진단, 예후, 치료계획을 확립하고 중재를 위해 사용</td></tr>
<tr><td rowspan="3">평가(assessment, A)</td><td colspan="2">• 진단과 예후 두 가지 단락으로 구분하여 기록한다. 평가는 주관적 정보와 객관적 정보를 종합하여 평가하며, 물리적 진단과 예후를 확정한다.</td></tr>
<tr><td>진단(diagnosis)</td><td>• 물리치료사가 환자의 손상에 다른 기능장애와 환자의 운동기능장애 등에 치료사의 견해 등을 기록한다.
- 환자 손상의 형태와 기능 장애 및 특수환경과의 관계
- 환자의 운동기능 장애와 운동패턴</td></tr>
<tr><td>예후(prognosis)</td><td>• 검진 및 진단이 내려 진후 기능적 측면에서 기대되는 수준과 그 수준에 도달하는데 필요한 시간을 기술한다.
- 환자의 재활 잠재력과 주거 환경 등 예후에 영향을 미치는 요소
- 퇴원 후 필요한 서비스 내용</td></tr>
<tr><td rowspan="2">계획(plan, P)</td><td colspan="2">• 계획은 장기 목표에서 기대하는 결과(expected outcomes)와 단기목표에서 예상하는 목표(anticipated goals), 그리고 목표를 달성할 수 있는 중재(intervention)이 있다.
• 장단기목표는 '~을 할 수 있다.', '~을 한다.'의 문장형태로 작성
• 4가지 요소
- A(audience): 환자
- B(behavior): 행동
- C(condition): 조건(환경, 자세, 도구 등의 보행기)
- D(degree): 정도(보행회수, 실행횟수, 등급)</td></tr>
<tr><td>장기목표
(Log term goal)</td><td>• 기대결과.
• 치료사로 하여금 진단과 예후에 근거한 임상적 판단을 요구
• 환자의 기능(function)에 대해 표현</td></tr>
</table>

계획(plan, P)	단기목표 (short term goal)	• 예상목표 • 장기목표에 포함되어야 함. • 환자의 기능적인 문제, 손상, 교육 등을 기입함. • 목표에 도달하는 소요시간이 짧고 주기적인 변동요구됨 • 환자의 기능과 손상 모두 표현함 • 단기목표에 따라 통증감소, 부종감소, 관절가동범위 증가, 근력 증가, 이동성 증가, 보행패턴 증진에 대한 특별한 중재방법들 고안하게 됨.
	물리치료 중재 (intervention)	• 환자가 희망하는 결과를 성취시키기 위해 물리치료사가 행하는 치료적 방법들 • 중재계획에 포함되는 정보 a. 하루 또는 주마다의 치료횟수 b. 중재종류 c. 장소 d. 중재의 경과 e. 추후평가 또는 재평가 계획 f. 퇴원 계획 g. 환자/보호자 교육

출처 물리치료 문제해결 교재편찬위원회(2013)근거중심 임상의사결정에 따른 물리치료 문제해결 진단평가-중재. 현문사

A. 뇌졸중/두부손상의 평가와 기록

Cerebrovascular Accident/Head Injury Evaluation

Request for Consultation and Report

Patient#
Name D.O.B
Address

To Physician or Service

Reason for requesting consultationprecautions and related factors

____
____
____
____

Signature(Physician) Ext # Beeper Date

S

O **General Impression**

Diagnosis ____________ Age ____________
Admission date ____________ Previous functional level ____________
History ____________
____
____

Range of motion limitations ____________
____
____

Muscle function(active movement) ____________
____
____
____
____

Functional Ability(Use numerical scale)

1—Total assistance required 4—Minimum assistance required 7—Complete independence
2—Maximal assistance required 5—Supervision
3—Moderate assistance required 6—Modified independence

Bed Mobility

_______ Rolling to left _____ Supine to sitting
_______ Rolling to right _____ Rolling to prone

Bed/Wheelchair Transfers

_______ Manages equipment _____ Sliding with board
_______ Standing pivot _____ Sliding without board

Transitional Movements—Transfers

Sit to stand—Quality
Stand to sit—Quality
Sitting Balance
_______ Short Sitting _______ Static Balance _______ Dynamic Balance

Wheelchair Mobility

_______ Position in chair _________ Pressure relief _________ Management of wheelchair parts

_______ Propulsion _________ Forward Backward

_______ Turns

Gait

_______ Equipment _________ Assistance

Analysis of pattern/quality ____

____

Standing balance ____

Neurological/Cognitive Status

_______ Orientation _________ Ability to follow commands

Sensation

Light touch ____________________ Sharp/dull ____________________

Deep touch ____________________ Proprioception ____________________

Hot/cold ____________________ Kinesthesia ____________________

Reflexes

DTR ____________________ Ankle clonus ____________________

Babinski ____________________ Associated reaction ____________________

Tone ____________________ Movement pattern ____________________

Coordination ____________________ Finger to nose ____________________

Tandem walking ____________________ Heel to shin ____________________

Braiding ____________________ Figure eigth ____________________

Cardiac/Respiratory Status

Blood pressure Heart rate

Ventilator dependent?

_______ Yes _________ No

Skin/Soft Tissue

Skin condition ____________________ Location of pressure Sores ____________________

Edema ____________________

Posture

Sitting ____________________ Standing ____________________

Supine ____________________

A Assessment

____

____

____

____

____

____

____

Short-Term Goals(Time Frames : ____________________)

____

____

____

____

____

Long-Term Goals(Time Frames : ____________________)

____

____

____

____

____

P Plan

____

____

____

____

____

Signature ____

Date ____________________ Service ____

그림 1 뇌졸중/두부손상의 평가와 기록

B. 척수손상환자의 평가와 기록

Spinal Cord Injury Evaluation
Request for Consultation and Report

Patient#
Name D.O.B
Address

To Physician or Service
Reason for requesting consultation precautions and related factors

___

___

___

Signature(Physician) Ext # Beeper Date

S

O General Impression

Diagnosis ______ Age ______
Admission date ______
History ______

___

___

Range of motion limitations ______

___

___

Strength (Manual Muscle Test)

			RIGHT	LEFT
C4	Upper trapezius	Scapular elevation		
C5	Middle deltoid	Shoulder abduction		
	Biceps	Elbow flexion		
	Pectoralis major(C5–C8)	Horizontal adduction		
C6	Extensor carpi radialis	Radial wrist extension		
C7	Extensor carpi ulnaris	Ulnar wrist extension		
	Flexor carpi radialis	Radial wrist extension		
	Triceps	Elbow extension		
	Extensor digitorum longus	Finger extension		
C8	Flexor carpi ulnaris	Ulnar wrist flexion		
	Flexor digitorum	Finger flexion		
T1	Intrinsics	Finger adduction/abduction		
T1–T10	Abdominals	Trunk flexion		
	Erector spinae	Trunk extension		
	Gluteus medius	Hip abduction		
	Posterior tibialis	Ankle inversion		
S1	Gluteus maximus	Hip extension		
	Peroneals	Ankle eversion		
	Gastro–soleus	Plantar flexion		
S2	Toe flexors	Toe flexors		

Functional Ability(Use numerical scale)

1—Total assistance required 4—Minimum assistance required 7—Complete independence
2—Maximal assistance required 5—Supervision
3—Moderate assistance required 6—Modified independence

_______ Rolling/bed mobility _______ Supine to sit
_______ Transfer setup(management of equipment)
_______ Transfer wheelchair to mat _______ Pressure relief

Wheelchair Mobility

_______ Propulsion forward _______ Propulsion backward
_______ Turns

Sitting balance _______

Sitting posture _______

Neurological Status(See Sensory Evaluation)

Sensory

Sharp/dull _______ Light touch _______
Proprioception _______ Kinesthesia _______
Tone

Reflexes

DTR _______ Ankle clonus _______
Babinski _______

Gait(Potential) _______

Sit to stand _______ Standing balance _______

Cardiac/Respiratory Status _______

Skin/Soft Tissue _______

Posture

Supine _______
Sitting _______
Standing _______

A Assessment _______

Short–Term Goals(Time Frames : _______)

Long–Term Goals(Time Frames : _______)

P Plan _______

Signature _______
Date _______ Service _______

그림 2 척수손상환자의 평가와 기록

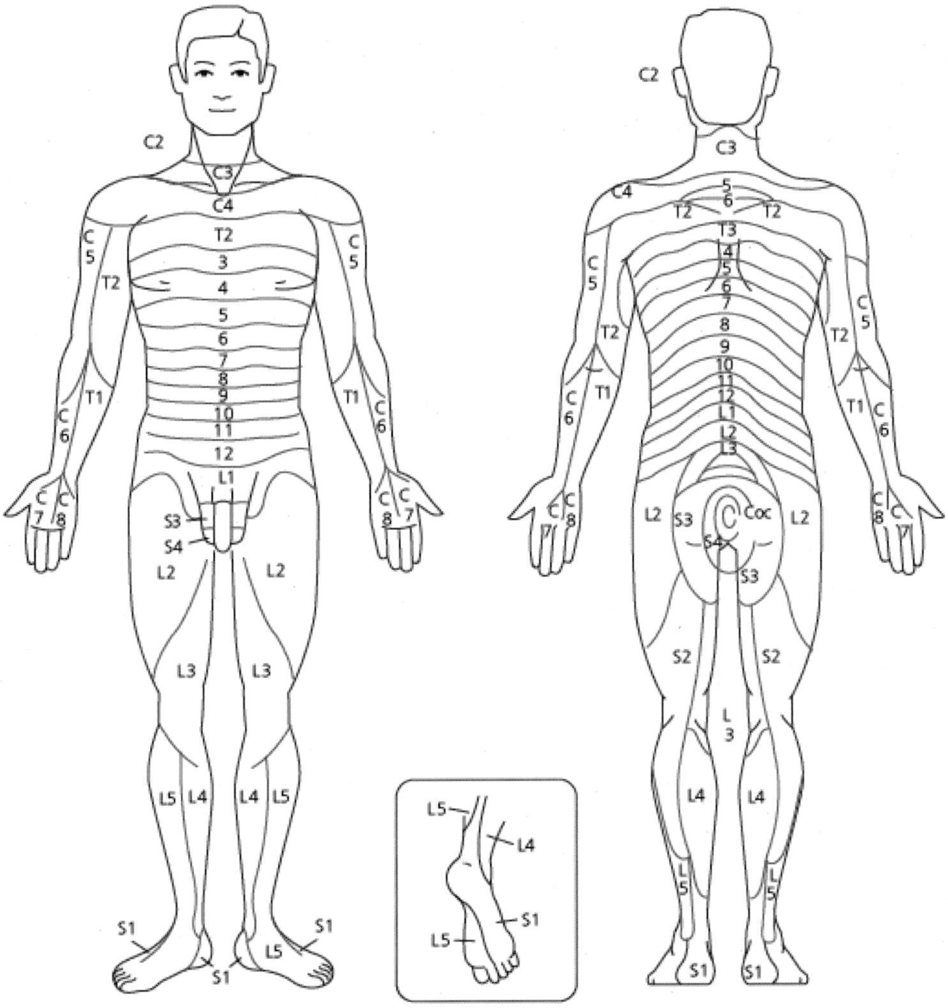

그림 2-1 척수손상환자의 평가와 기록(신경분절)

C. 보행훈련 평가와 기록

Gait Training Evaluation

Patient#
Name D.O.B
Address

Patient Profile/Diagnosis

Admission date ________ Surgery date ________ Procedures performed ________

Cast/splints

□ Long leg cast □ Short leg cast □ Patellar tendon-bearing cast
□ Posterior splint □ Cylinder cast □ Knee immobilizer
□ Other ________

Comments ________

S Subjective Information Comments ________

O Objective Information

Range of Motion

□ Within normal limits □ Within functional limits
Limitations ________

Strength

□ Within normal limits □ Within functional limits
Limitations ________
Exercises taught ________

Transfers

□ Independent □ Standby assist
□ Minimal assist □ Moderate assist
□ Maximal assist
Comments ________

Gait

1. Assistive device
   □ Crutches □ Walker □ Cane □ N/A
   Comments ________
2. Weight-bearing status
   □ Non-weight bearing □ Touch-down weight bearing
   □ Partial weight bearing as tolerated
   Comments ________
3. Level surfaces
   □ Independent □ Standby assist □ Minimal assist
   □ Moderate assist □ Maximal assist □ N/A
5. Endurance
   □ Poor □ Fair □ Good
   Distance ambulated ________

Neurological Status

□ Within normal limits □ Deficit
1. Describe deficit ________
2. Balance
   □ Good □ Fair □ Poor

Skin and Soft Tissue

Comments ________

A Assessment

Short-Term Goals

1. Independent gait
   Level surfaces Staris
   If limitations, Comment ______
2. Independent Performance of home exercise program
   If limitions, comments
3. Other ______

Long-Term Goals

1. Maximal funtional ability
2. Other

P Plan

Discharge from P.T. Continue outpatient P.T.
Clinic follow-up Written home program
Other ______

Signature ______
Date ______ Service ______

그림 3 보행훈련 평가와 기록

12 환자/고객 관리모델

물리치료사는 고객/ 환자의 움직임, 활동 그리고 신체 기능을 유지하고 회복(restore) 및 개선하여 건강 상의 최상의 결과를 성취하여 웰빙 및 삶의 질(quality of life)을 향상시켜야 한다. 또한 물리치료사는 신체기능과 구조, 활동제한, 참여제한 등의 장애를 예방하고 최소화한다. 이와함께 물리치료사는 컨설턴트, 교육자, 연구원, 행정가 등 다른 역할을 수행하여야 할 것이다. 미국물리치료사협회(APTA)는 최적의 치료 결과를 도출하기 위해 체계적이고 포괄적인 환자/고객관리모델(client/patient management model)을 추구하고 있고, 이는 세계보건기구(WHO)의 건강기능장애건강분류(ICF) 틀을 기초로 하여 신체 기능을 나타내는 총 6개의 포괄적 분류체계를 개발하였다. 분류는 검진(examination), 평가(evaluation), 진단(diagnosis), 예후(prognosis) 및 치료계획 (Plan of Care, POC), 중재(intervention), 결과(outcomes)로 구성된다(그림 4)(표 2).

환자/고객 관리모델
물리치료사의 역할 및 물리치료 평가 과정

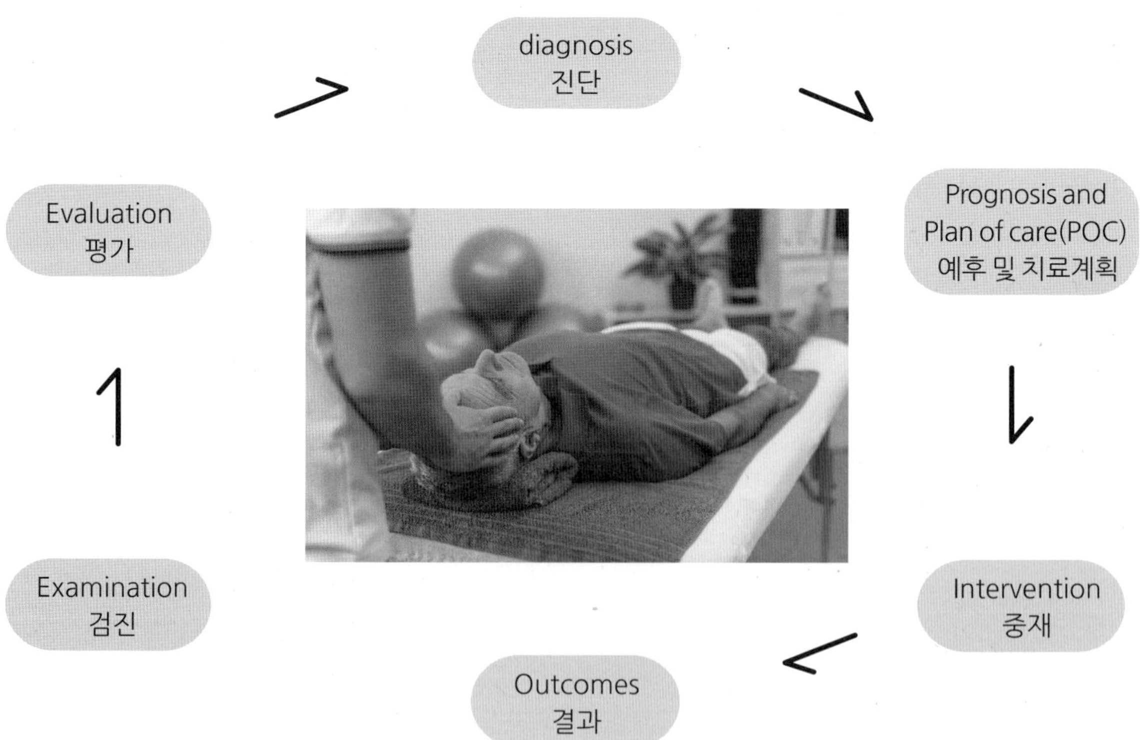

그림 4 환자/고객 및 병원 의료진과의 의사소통 관리모델

출처 A guide to physical therapist practice, Volume I: A description of patient management. American Physical Therapy Association. Phys Ther. 1995 75(8), 707-64.

환자/고객 관리 모델		
검진 (Examination)	병력 청취 (history taking)	• 환자/의료인의 과거 및 현재 건강상태를 알려줌 • 환자/고객/간병인, 다른 건강전문가/의료기록을 파악함
	계통적 관찰 (system review)	• 5가지 영역(근골격, 신경근육, 심혈관/호흡, 피부, 의사소통)에 서 환자/고객의 전반적인 의학 및 인지상태 정보 수집 • 의뢰 여부를 결정할 정보를 얻음
	검사와 측정 (test and measure)	• 치료사가 환자/고객의 신체적 및 기능적 상태를 정량화하기 위해 특수 방법 선택 및 수행
평가 (Evaluation)	사정(assessment)	• 사정을 기초로 한 임상적 의사결정 과정 • 검사와 측정(measure)을 기본으로 판단함
진단 (Diagnosis)	물리치료 진단(Diagnosis)	• 평가를 통해 진단을 확정짓게 됨 • 검진과 평가를 통해 얻은 결과를 범주화함
예후 (Prognosis)	관리계획(plan of care)	• 환자 및 고객이 기대하는 관리계획 설정해야 함 • 환자가 최종적으로 달성 가능한 수준과 호전 수준 예상
	측정 가능한 목표(goal) 설정	• 측정 가능, 환자/고객 및 가족 참여 • 손상, 기능적 제한, 장애와 연관된 목표 설정 • 분명한 목표 설정은 질 높은 치료 결과를 보임 예) 1주일 후 완전 독립적으로 한발로 서서 10초간 유지한다(구체적 목표 설정 후 다음 단계의 목표와 치료로 넘어감).
중재 (Intervention)	협응(Coordination) 의사소통(Communication) 문서작성(Word)	• 환자가 원하는 결과를 얻기 위해 치료사가 실시하는 치료방법 • 환자/고객, 보호자, 다른 팀원 등 다양한 사람과의 의사소통 • 환자 설득, 구두 및 문서화된 의사소통 필요 • 치료과정에 대해 환자에게 설명하기 위한 숙련된 의사소통 기술 필요 • 기록을 통한 의사소통(간결하고 정확한 작성)
	환자/의뢰인 관련 지도	• 교육과 훈련에 필요한 지도 활동 • 시청각 도구 방법 사용(환자/고객 능력과 스타일 감안)
	중재방법 (Intervention method)	• 중재는 환자/고객과 치료사 상방간의 상호작용임 – 환자/고객 중심 지도 – 유산소 운동 포함한 치료적 운동 – 가정 관리 및 자가 관리를 위한 기능적 훈련 – 도수치료(mobilization과 manipulation) – 전기치료 장비 적용 – 물리적 인자 및 기계적 도구 사용
결과(Outcomes)	재검사한 고객/환자 상태의 결과 요약	• 임상의사결정의 최종단계 • 검진, 평가, 진단, 예후 및 치료계획, 중재 단계에서 나타난 환자의 신체 기능에 맞게 효과가 나타났는지를 확인함. • 고객/환자와의 의사소통/정보교환에 대한 만족도 여부
	고객/환자의 상태에 대한 비판적 사고	• 기능 향상 또는 저하에 대한 분석 • 목표로 한 중재의 순수한 결과인지 아니면 다른 치료 및 서비스가 제공되어서 발생하였는지 또는 자연 회복(natural recovery)의 결과여부 분석
	퇴원계획	• '예상목표와 기대 목표치'에 도달했을 경우

표 2 환자/고객 관리 모델

13 물리치료 측정 및 평가

물리치료 검진(Examination)을 위한 검사와 측정	
검사 및 측정	설명
유산소 능력과 지구력	• 신체의 O_2 섭취능력과 전달체계에 대한 능력
인체계측학적 특성	• 신체 역학적 및 인체공학적 특성을 분석
각성, 집중력 인지	• 인식과 반응성의 정도
보조 및 적응 장비	• 과제 수행을 돕는 장비
순환(동맥, 정맥, 림프)	• 심혈관 펌프, 산소전달, 혈액 및 림프 움직임 분석
뇌신경 및 말초신경 통합성	• 뇌신경 및 말초신경의 운동과 감각 기능 평가
환경, 가정, 직장의 방해물	• 지역 환경 내에서 기능적 행위를 제한하는 물리적 요인 분석
인간공학 및 신체 역학	• 과제를 수행하는 자세와 작업 과제 분석
보행, 이동성(locomotion), 균형	• 보행, 이동, 평행 분석
피부 통합성	• 피부의 상태 평가
관절 통합성과 운동성	• 관절구조와 수동적 움직임에 대한 영향 평가
운동 기능(motor function)	• 수의적 움직임 조절
근육 수행력	• 근력, 근파워, 지구력 분석
신경근 발달 및 감각통합	• 움직임 기술 및 환경에서 받는 정보에 대한 통합성
보조기, 보호장비, 지지기구	• 약한 관절을 지지할 적절한 장비 결정
통증	• 통증 강도, 빈도, 질에 대한 분석
자세	• 신체배열과 위치에 대한 분석
의수족	• 의수족 선택, 적합성, 사용법
관절 운동범위	• 관절의 움직임 양
반사 통합성	• 발달적, 정상적, 병적 반사에 대한 평가
자가 치료 및 가정 관리	• 가정에서 독립적 삶을 위해 요구되는 동작분석
감각 통합성	• 말초 및 중추 신경의 감각처리, 움직임과 위치 인식에 대한 분석
환기, 호흡, 그리고 혈액 순환	• 일상생활과 운동을 위해 요구되는 가스교환, 폐활량 평가
직업, 지역사회, 여가통합 및 활동	• 환자/고객의 지역사회 또는 직장에서의 역할 수행 능력 분석

출처 Guide to Physical Therapist Practice, revised ed 2, Alexandria, VA, American Physical Therapy Association, 2003

물리치료의 직접적 중재 방법	
직접 중재	설명
환자/의뢰인 중심지도	• 치료계획과 환자 관련 지도
유산소 운동 등 치료적 운동	• 신체 기능과 건강상태 향상 활동(능동, 수동, 저항)
가정 관리 및 자가 관리를 위한 기능적 훈련(일상생활활동)	• 가정에서의 독립성, 일상생활활동
지역사회와 직장 재통합을 위한 기능적 훈련	• 직장 복귀를 위한 활동
도수치료(mobilization & manipulation)	• 숙련된 도수치료(결합조직과 관절 적용)
적절한 보조장비, 보장구, 보호 기구 제안	• 기능향상을 위한 장비 사용, 적합성 검사 및 훈련
기도 청결 유지 기술	• 기도보호, 환기, 호흡 향상 목적의 활동
피부재생과 보호기술	• 상처 치유 및 흉터 관리를 위한 활동
전기치료 장비 적용	• 통증, 부종, 근위축 방지, 근력 유지:상처 치유와 기능적 훈련을 위한 전류 사용
물리적 인자 및 기계적 도구 사용	• 통증, 부종, 피부상태 호전, 관절 움직임 증대 위한 열, 물 또는 방사 에너지와 기계적 장비 사용

출처 Guide to Physical Therapist Practice, revised ed 2, Alexandria, VA, American Physical Therapy Association, 2003

물리치료 중재 절차(근골격계 및 일부 신경계질환자)		
단계	목적	치료법
I	통증 및 염증 조절	• 온열 및 냉치료, 전기치료
II	관절가동성 및 유연성 회복	• 뻗침운동, 관절가동범위운동, 고유수용성신경근 촉진법
III	근력 증진	• 점진적 저항운동
IV	지구력 증진	• 지구력 증진운동
V	고유감각 및 근파워 증진	• 고유수용성감각 재훈련, 플라이오메트릭 운동
VI	기능적 훈련 (움직임 재교육)	• 실제상황에서의 운동 • 운동 재학습 이론에 근거한 과제지향 접근법

출처 Introduction to Physical Therapy, 3e by Michael A. Pagliarulo, Elsevier Science Health Science div .

물리치료 중재절차의 중재 목적		
I 단계	손상 후 초기 단계	• 손상으로 인한 통증 및 염증 조절 시기(최소화)
II 단계	통증과 염증 조절 후 적극적 치료 단계	• 단축된 근육, 관절운동범위 회복을 위한 치료 적용시기
III 단계	근력 회복 치료 단계	• 등척성, 등장성, 등속성, 점진적 저항운동을 통한 근력 회복 시기 • 전통적 근력 증진 방법(저빈도 고강도 운동, 과부하의 원리)
IV 단계	근육 지구력 증진 운동 단계	• 지구력 증진 방법(고빈도 저강도 운동)
V 단계	고유수용성 감각 재훈련 단계	• 재발방지 목적 훈련 시기
VI 단계	일상생활의 기능적 훈련 단계	• 실제 환자의 생활환경에서 운동 수행력을 훈련 하는 시기 • 직업, 여가활동 고려한 움직임 재훈련 시기

정상 관절운동범위		
관절Joint/분절Segment	운동 Movement	정상 각도 °
어깨관절 Shoulder	굽힘 Flexion	0 ~ (170)180°
	젖힘 Hyperextension	0 ~ 60°
	벌림 Abduction	0 ~ (170)180°
	모음 Adduction	0 ~ 50°
어깨관절(벌림 상태에서) Shoulder with Abducted Arm	안쪽돌림 Internal Rotation	0 ~ (80)90°
	가쪽돌림 External Rotation	0 ~ 90°
	수평모음 Horizontal Adduction	0 ~ 130°
	수평벌림 Horizontal Abduction	0 ~ 40°
팔꿉관절 Elbow	굽힘 Flexion	0 ~ (135)145°
	젖힘 Hyperextension	0°
아래팔 Forearm	엎침 Pronation	0 ~ (80)90°
	뒤침 Supination	0 ~ (85)90°
손목관절 Wrist	폄 Extension (Dorsiflexion)	0 ~ 70°
	굽힘 Flexion (Palmar flexion)	0 ~ 80°
	노쪽 치우침 Radial Deviation	0 ~ 20°
	자쪽 치우침 Ulnar Deviation	0 ~ 30°
엉덩관절 Hip	굽힘 Flexion	0 ~ 125°
	젖힘 Hyperextension	0 ~ 20°
	벌림 Abduction	0 ~ 45°
	모음 Adduction	0 ~ 35°
	안쪽돌림 Internal Rotation	0 ~ 45°
	가쪽돌림 External Rotation	0 ~ 45°
무릎관절 Knee	굽힘 Flexion	0 ~ 135°
발목관절 Ankle	발바닥굽힘 Plantar flexion	0 ~ 45°
	발등굽힘 Dorsiflexion	0 ~ 20°
목뼈 Cervical Spine	굽힘 Flexion	0 ~ 50°
	젖힘 Hyperextension	60°
	가쪽굽힘 Lateral Flexion	0 ~ 45°
	돌림 Rotation	0 ~ 80°
등-허리뼈 Thoracic-Lumbar Spine	굽힘 Flexion	0 ~ 60°
	젖힘 Hyperextension	0 ~ 25°
	가쪽굽힘 Lateral Flexion	0 ~ 40°
	돌림 Rotation	0 ~ 45°

〈팔의 관절운동범위〉

등록번호(Chart No.) :	나이/성별 :
주민번호 :	성명 :

의뢰과:	의뢰의사:	검사일자:	년 월 일

UPPER EXTREMITY JOINT MEASUREMENTS Examiner:

Right Left

				EXAMINER'S INITIALS					
				DATE	Range of Normal				
				SHOULDER					
				Flexion	0 ~ 180°				
				Extension	0 ~ 60°				
				Abduction	0 ~180°				
				Adduction	0 ~ 50°				
				Internal rotation(Standing position)	0 ~ (80)90°				
				External rotation(Standing position)	0 ~ 90°				
				ELBOW					
				Flexion	0 ~ 140°				
				Hyperextension	0°				
				FOREARM					
				Supination	0 ~ 90°				
				Pronation	0 ~ 90°				
				WRIST					
				Flexion	0 ~ 80°				
				Extension	0 ~ 70°				
				Ulnar deviation	0 ~ 30°				
				Radial deviation	0 ~ 20°				
				THUMB					
				Abduction(Radial)	0 ~ 50°				

				Abduction(Palmar)	0 ~ 60°				
				MP. flexion–extension	50 ~ 0 ~ 40°				
				IP. flexion–extension	80 ~ 0 ~ 30°				
				Opposition					
				INDEX FINGER					
				MP. flexion–extension	90 ~ 0 ~ 20°				
				PIP. flexion	0 ~ 100°				
				DIP. flexion	0 ~ 70°				
				MIDDLE FINGER					
				MP. flexion–extension	90 ~ 0 ~ 20°				
				PIP. flexion	0 ~ 100°				
				DIP. flexion	0 ~ 70°				
				RING FINGER					
				MP. flexion–extension	90 ~ 0 ~ 20°				
				PIP. flexion	0 ~ 100°				
				DIP. flexion	0 ~ 30°				
				LITTLE FINGER					
				MP. flexion–extension	90 ~ 0 ~ 20°				
				PIP. flexion	0 ~ 100°				
				DIP. flexion	0 ~ 70°				

〈다리 및 척추의 관절운동범위〉

등록번호(Chart No.) :	나이/성별 :
주민번호 :	성명 :

관절운동범위

의뢰과: **의뢰의사:** **검사일자:** 년 월 일

LOWER EXTREMITY JOINT MEASUREMENTS Examiner:

Right Left

				EXAMINER'S INITIALS					
				DATE	Range of Normal				
				HIP					
				Flexion(Knee, flexed)	0 ~ 120°				
				Extension(side)	0 ~ 30°				
				Abduction	0 ~ 45°				
				Adduction	0 ~ 25°				
				External rotation	0 ~ 45°				
				Internal rotation	0 ~ 45°				
				KNEE					
				Flexion(hip Flexed)	0 ~ 135°				
				ANKEL AND FOOT					
				Dorsi flexion	0 ~ 20°				
				Plantar flexion	0 ~ 45°				
				Eversion	0 ~ 20°				
				Inversion	0 ~ 35°				
				GREAT TOE					
				MP. flexion–extension	30 ~ 0 ~ 50°				
				IP. flexion	0 ~ 20°				
				2th TOE					
				MP. flexion–extension	30 ~ 0 ~ 40°				
				PIP. flexion	0 ~ 40°				
				DIP. flexion	0 ~ 60°				
				3th TOE					
				MP. flexion–extension	30 ~ 0 ~ 40°				

				PIP. flexion	0 ~ 40°				
				DIP. flexion	0 ~ 60°				
				4th TOE					
				MP. flexion–extension	30 ~ 0 ~ 40°				
				PIP. flexion	0 ~ 40°				
				DIP. flexion	0 ~ 60°				
				5th TOE					
				MP. flexion–extension	30 ~ 0 ~ 40°				
				PIP. flexion	0 ~ 40°				
				DIP. flexion	0 ~ 60°				
				NECK					
				Flexion	0 ~ 50°				
				Extension	0 ~ 60°				
				Lateral flexion	0 ~ 45°				
				Rotation	0 ~ 80°				
				SPINE					
				Flexion	0 ~ 60°				
				Extension	0 ~ 25°				
				Lateral flexion	0 ~ 25°				
				Rotation	0 ~ 30°				

	맨손근력검사(MMT) 등급(Grading of muscle strength)		
등급*	표시	숫자	설 명
정상(Normal)	N	5	• 정상(근력, 관절운동범위) • 중력과 최대 저항에 극복하고 완전한 관절운동범위 움직임.
우(Good)	G	4	• 중력과 중등도의 저항을 극복하고 완전한 관절운동범위를 움직임.
양+(Fair+)	F+	3+	• 중력과 약간의 저항을 극복하고 완전한 관절운동범위까지 움직임.
양(Fair)	F	3	• 중력에 대항하며 완전한 관절운동범위까지 움직임.
양-(Fair-)	F-	3-	• 중력에 대항하며 불완전한 관절운동범위(50% 이상)까지 움직임.
가+(Poor+)	P+	2+	• 중력에 대항하며 불완전한 관절운동범위(50%미만)까지 움직임 또는 중력이 감소된 상태에서 약간의 저항을 견디며 완전한 관절운동범위까지 움직임.
가(Poor)	P	2	• 중력이 감소된 상태에서 완전한 관절운동범위까지 움직임.
가-(Poor-)	P-	2-	• 중력이 감소된 상태에서 불완전한 관절운동범위까지 움직임.
불가(Trace)	T	1	• 근수축 관찰 및 느껴짐. 동작 발생 없음.
영(zero)	Z	0	• 근수축 관찰, 느껴짐 없음.

※ N: Normal(정상), G: Good(우), F: Fair(양), P: Poor(가), T: Trace(불가), Z: Zero(영)
* Daniels 방식

맨손근력검사(MMT)의 자세			
부위	근육 군	항중력 자세	중력 제거 자세
팔(U/E)	• 등세모근(Trapezius)–어깨관절 올림근 (shoulder elevators)	Sitting	Supine
	• 어깨세모근 중간(Deltoid middle)–어깨관절 벌림근 (shoulder abductors)	Sitting	Supine
	• 위팔두갈래근(Biceps brachii)–팔꿉관절 굽힘근(elbow flexors)	Sitting	Sidelying
	• 손목관절 폄근(Wrist extensors)	Sitting–Pronation	Sitting–neutral
	• 손목관절 굽힘근(Wrist flexors)	Sitting–supination	Sitting–neutral
다리(L/E)	• 엉덩허리근(iliopsoas)–엉덩관절 굽힘근(hip flexors)	Sitting	Sidelying
	• 넙다리네갈래근(Quadriceps femoris)–무릎관절 폄근 (knee extensors)	Sitting	Sidelying
	• 발목 발등굽힘근(Ankle dorsiflexors)	Sitting	Sidelying
	• 목 굽힘근(Neck flexors)	Supine	Sidelying
	• 중간볼기근(Gluteus medius)–엉덩관절 벌림근(hip abductors)	Sidelying	Supine
	• 큰볼기근(Gluteus maximus)–엉덩관절 폄근(hip extensors)	Prone	Sidelying
	• 넙다리뒤근(hamstrings)–무릎관절 굽힘근(knee flexors)	Prone	Sidelying
	• 발목관절 발바닥굽힘근(Ankle plantarflexors)	Prone/Standing	Sidelying
목(Neck)	• 목 폄근(Neck extensors)	Prone	Sidelying

맨손근력검사(Manual Muscle Test, MMT) 등급표시				
근육 기능		등급	표시	숫자
움직임 없음	• 근육의 수축 안 느껴짐	Zero	0	0
	• 힘줄이 드러남. 근수축은 느껴지지만 가시적인 움직임 없음	Trace	T	1
수평면에서 지지	• 부분적 관절운동범위 움직임	Poor–	P–	2–
	• 완전 관절운동범위 움직임	Poor	P	2
항중력 자세에서 검사	• 검사 자세에서 약간의 저항에 버티며 유지 • 중력에 대항하여 부분적 움직임	Poor+	P+	2+
	• 검사자세에서 유지 못하고 이탈	Fair–	F–	3–
	• 검사자세를 유지(추가할 자세 없음)	Fair	F	3
	• 약간의 저항에 대항하여 검사자세를 유지	Fair+	F+	3+
	• 약간의 중등도 저항에 대항하여 검사자세를 유지	Good–	G–	4–
	• 중등도 저항에 대항하여 검사자세 유지	Good	G	4
	• 중등도에서 강한 저항에 대항하여 검사자세 유지	Good+	G+	4+
	• 최대 저항에 대항하여 검사자세 유지	Normal	N	5

출처 Introduction to Physical Therapy, 3e by Michael A. Pagliarulo, Elsevier Science Health Science div .

* Daniels 방식

맨손근력검사(MMT) 등급과 평가

근력 수준과 평가		
평가기준	설명	등급 Grade
근육수축 유무	• 근육 수축이 촉진되지 않음	Grade 0–1
중력 유무	• 완전관절운동범위 가능	Grade 2–3
도수저항의 양	• 도수저항 ↑, 중력에 대해 완전관절운동범위 가능	Grade 4–5

※ 도수저항 시: 저항 팔의 길이가 길면 치료사 저항 감소
중력배재: 환자가 중력 배제 자세를 취함
촉진: 근육 수축의 유무 판단
검사반복횟수: 2–3회 반복 후 결정

맨손근력검사(Manual Muscle Test, MMT)

환자이름(Patient's Name) : ____________ 등록번호(Chart No.) : ____________

생년월일 : ____________ 실습기관명 : ____________

Right | Left

				Examiner's Initials						
				Date						
				NECK	Flexors	Sternocleidomastoid				
					Extensor Group					
				TRUNK	Flexors	Rectus abdominis				
					R. Ext. abd. obl / L. Int. abd. obl. } Rotators {	L. Ext. abd. obl / R. Int. abd. obl.				
					Extensors	Thoracic group / Lumbar group				
					Pelvic elev.	Quadratus lumb				
				HIP	Flexors	Iliopsoas / Sartorius				
					Extensors	Gluteus maximus				
					Abductors	Gluteus medius / Tensor fascia late				
					Adductor group					
					Lateral rotator group					
					medial rotator group					
				KNEE	Flexors	Biceps femoris / Inner Hamstrings				
					Extensors	Quadriceps femoris				
				ANKLE	Plantar flexors	Gastrocnemius / Soleus				
				FOOT	Invertors	Tibialis anterior / Tibialis posterior				
					Evertors	Peroneus breris / Peroneus longus				
				TOES	M. P. flexors	Lumbricals				
					I. P. flexors(Prox)	Flex. digit. br				
					I. P. flexors(Distal)	Flex. digit. l				
					M. P. extensors	Ext. digit. l / Ext. digit. br				
				HALLUX	M. P. flexors	Flex. hall. br				

				M. P. flexors	Flex. hall. br				
				I. P. flexors	Flex. hall. l				
				M. P. extensors	Ext. hall. br				
				I. P. extensors	Ext. hall. l				
				GAIT:					

GRANDING SYSTEM

Complete range of motion against gravity	Complete range of motion	No range of motion
N Normal – with full resistance at and of range	F Fair – against gravity	T Trace – slight contraction
G Good – with some resistance at and of range	P Poor – with gravity decreased	0 Zero – no contraction

맨손근력검사(Manual Muscle Test, MMT)

Right　　　　　　　　　　　　　　　　　　　　　　　　　　　　　Left

				Examiner's Initials						
				Date						
				SCAPULA	Abductor	Serratus anterior				
					Elevator	Trapezius(superior)				
					Depressor	Trapezius(inferior)				
					Adductors	Trapezius middle Rhomboid maj & min				
				SHOULDER	Flexor	Deltoid(anterior)				
					Extensors	Latissimus dorsi Teres major				
					Abductor	Deltoid(middle)				
					Horiz. abd.	Deltoid(Posterior)				
					Horiz. abd.	Pectoralis major				
					Lateral rotator group					
					Medial rotator group					
				ELBOW	Flexors	Biceps brachii Brachialis Brachioradialis				
					Extensors	Triceps brachii				
				FOREARM	Supinator group					
					Pronator group					
				WRIST	Flexors	Flex. carpi rad Flex. carpi uin				
					Extensors	Ext. carpi rad l & br. Ext. carpi uln				
				FINGERS	M P. flexors	Lumbricals				
					I P. Flexors(Prox.)	Flex. digit sup				
					I P. Flexors(Distal.)	Flex. digit prof				
					M P. Extensors	Ext. digit com				
					Abductor digiti minimi					
					Opponens digiti minimi					
				THUMB	M P. flexors	Flex. poll. br				
					I P. flexors	Flex. poll. l				
					M P. extensor	Ext. poll. br				
					I P. extensor	Ext. poll. l				
				FACE:						

Additional data :

지남력	장소 지남력 (/5)	도시	1	무슨 도시에 살고 있습니까?	
		구, 군	1	무슨 구, 군에 살고 있습니까	
		무엇하는 곳	1	여기가 무엇을 하는 곳입니까?(예: 물리치료실)	
		현재 장소명	1	여기가 어디입니까?(예: 병원)	
		층수	1	여기는 몇 층입니까?	
기억	기억력 (/5)	기억등록	3	세 가지 단어 즉시 따라하기(비행기, 연필, 소나무)	
		기억회상	3	5분 경과 후 '조금 전 말한 세 가지 단어를 생각해서 다시 얘기해주세요.'	
주의집중 및 계산	주의집중 및 계산 (/5)	100−7	1	100에서 7을 빼는 뺄셈을 해보세요. 또는 "삼천리강산"을 거꾸로 말해보세요.	
		−7	1		
		−7	1		
		−7	1		
		−7	1		
언어기능	언어 및 시공간 구성 (/7)	이름맞추기	2	이것을 무엇이라고 합니까?(연필, 시계)	
		3단계 명령수행*	3	"오른손으로 종이를 들어서, 반으로 접어, 오른쪽 무릎 위에 올려놓으세요."	
		따라말하기 (반복)	1	"제가 말하는 것을 잘 듣고, 따라 말해보세요. 간장 공장 공장장"	
		오각형(복사)	1	오각형 두 개 겹쳐 그리기	
이해 및 판단	이해	질문/답변	1	왜 옷을 빨아서 입습니까?	
	판단	해결	1	길에서 주민등록증을 주웠는데 어떻게 하면 쉽게 주인에게 돌려줄 수 있을까요?	
	총점				/30

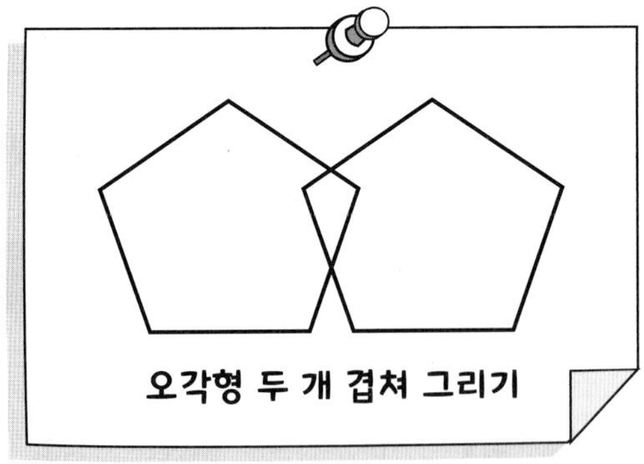

*명령: 종이를 뒤집고(1), 반으로 접은 다음(1), 오른쪽 무릎 위에 올려놓으세요.(1)
*따라 말하기: 간장 공장 공장장

ㅁ 검사방법

- 총 30문항의 검사, 지남력, 기억력, 주의집중력과 계산능력, 언어와 시공간 구성능력을 평가
- 총 30점(시간지남력 : 5점, 장소지남력 : 5점, 기억등록 : 3점, 기억회상 : 3점, 주의집중과 계산능력 : 5점, 언어와 시공간 구성능력 : 9점)

• 각 항목 2점 척도(환자가 제대로 수행 : 1점, 수행 불가능 : 0점)

□ 결과해석

• MMSE는 전체 문항 총점을 점수로 하기에, 의도적으로 대답을 거부하는 문항이 많으면 결과해석이 적절하지 않을 수 있음. 단, 대답을 거부할 때 정답을 모르는 것으로 간주함.

• MMSE 총점 30점
  - 24~30점 : 인지적 손상 없음
  - 18~23점 : 경도의 인지기능장애
  - 0~17점 : 분명한 인지기능장애

• 치매 평가(24점 이상 : 정상, 20~23점 : 치매 의심, 15~19점 : 경도치매 의심, 14점 이하 : 중증 치매의심)

5) 운동기능평가

(1) 운동평가척도(motor assessment scale, MAS)

: 1985년 Carr 등, 뇌졸중 환자의 기능적 회복 정도를 평가하기 위해 사용.

□ 검사방법

• 바로누운 자세에서 비마비쪽으로 돌아눕기부터 일반적인 근긴장도까지 9항목을 평가.
• 9가지 항목당 7점(0~6점) 척도 부여.
• 수행할 수 없을 경우 0점 ~ 완전하게 기능을 수행한 경우 최고 6점.

□ 결과해석

• 검사 후 합계 점수가 낮을수록 기능상태가 낮음을 의미, 높을수록 양호한 기능상태.
• 총점은 최고 54점, 운동평가척도에서 완전하게 수행하였다고 해서 정상적인 기능을 의미하지 않음.

운동평가척도(Motor assessment scale, MAS)				
항목	입원	1주	2주	3주
1. 바로 누운 자세에서 비마비쪽으로 돌아눕기				
2. 바로 누운 자세에서 침대에 걸터앉기				
3. 앉은 자세에서 균형잡기				
4. 앉은 자세에서 일어서기				
5. 걷기				
6. 위팔기능				
7. 손 움직임				
8. 섬세한 손동작				
9. 일반적인 근긴장도				
합계				

출처 Janet H Carr, et al. Investigation of new motor assessment scale for stroke patients. Physical Medicine. 1985;65:175–179.

(2) **브룬스트롬 회복단계**(Brunnstrom recovery stage)

: 공동운동패턴 안에서 수의적 움직임이 가능한 단계로 부터 정상적 움직임의 단계로 회복되는 과정인 6단계로 구분

ㅁ 검사방법

– 환자가 수행할 수 있는 동작과 공동운동요소들의 가동범위를 관찰한 후 가능한 범위를 검사.

ㅁ 결과해석

– 편마비 환자의 팔과 손, 다리의 회복단계를 구분하여 평가

– 초기 이완성 단계에서 회복단계가 높을수록 '운동 회복의 정도가 좋음'을 의미.

브룬스트롬 회복단계(Brunnstrom recovery stage, BRS)	
단계	특징
1단계	발병 직후의 이완성 단계로 전체 팔 · 다리의 수의적 운동이 불가능함
2단계	강직성이 서서히 발달하면서 연합반응이나 기본적 팔 · 다리 공동운동이 나타나 약간의 수의적 운동이 가능해짐
3단계	강직성이 가장 강한 단계로 환자는 공동운동을 수의적으로 할 수 있음
4단계	강직성이 서서히 감소되면서 공동운동으로부터 분리된 몇 가지 수의적 운동이 가능해짐
5단계	기본적 팔 · 다리 공동운동이 상실되어 가면서 좀 더 어려운 동작들을 수행할 수 있음
6단계	강직성이 없어지고 개별적인 관절운동이 회복되어 협조운동(coordination)이 정상에 가까워짐

3. 균형 평가

1) 정적균형 능력 평가

버그균형척도(Berg balance scale, BBS)

ㅁ 개요

• 1989년 균형능력을 측정하는 도구로 개발,

• 급성 뇌졸중 환자의 균형(또는 불안정성)을 평가, 낙상 위험도와 치료 효과를 평가

• 14개의 항목 중 앉기, 서기, 자세 변화로 크게 나누고, 5단계 척도

ㅁ 검사방법

• 정해진 자세로 과제를 수행하는 데 걸리는 시간과 다른 사람의 도움 여부에 따라 점수를 부여.

• 평가 항목은 단순한 과제에서 어려운 과제순으로 평가를 진행.

• 앉기 항목은 도움 없이 앉기에서 360° 돌기 14개 항목 구성.

ㅁ 결과해석

• 각 항목 과제를 수행하지 못할경우 0점, 과제를 수행하면 최고 4점, 전체 점수는 최저 0점에서 최고 56점까지 부여.

• 다른 사람의 도움이 필요하거나 정해진 시간 안에 과제를 달성하지 못할 경우 점수는 낮아짐. 점수가 높을수록 넘어질 가능성이 적고 독립적이라 말할 수 있음. 20점 이하일수록 넘어질 위험도가 높음.

버그균형척도(Berg balance scale, BBS)			
항목	점수	검사내용	지시사항
1. 앉은 자세에서 일어나기	4점	손을 사용하지 않고 일어서고 안정된 자세를 유지할 수 있다.	일어나시오. 가급적 손을 사용하지 않고 일어나십시오
	3점	손을 사용하여 스스로 일어설 수 있다.	
	2점	일어서기를 몇 번 시도한 후 손을 사용하여 일어설 수 있다.	
	1점	일어서기 위해 또는 안정을 유지하기 위해서는 최소한의 도움이 필요하다.	
	0점	일어서기 위해 중간 또는 최대한의 도움이 필요하다.	
2. 잡지 않고 서 있기	4점	안전하게 스스로 2분 동안 서 있을 수 있다.	2분간 아무 것도 잡지 않고 서 있으시오. *만약 대상자가 2분 동안 안전하게 서 있을 수 있으면 3번 항목(의자의 등받이에 기대지 않고 바른 자세로 앉기)에서의 4점을 주고, 4번 항목의 "선 자세에서 앉기"를 취하도록 하시오.
	3점	옆에서 지켜봐주면 2분 동안 서 있을 수 있다.	
	2점	잡지 않고 30초 동안 서 있을 수 있다.	
	1점	잡지 않고 30초 동안 서 있기 위해서는 여러 번의 시도가 필요하다.	
	0점	도움 없이는 30초 동안 서 있을 수 없다.	
3. 의자의 등받이에 기대지 않고 바른 자세로 앉기	4점	2분 동안 안전하고 확실하게 앉을 수 있다.	2분 동안 팔짱을 낀 상태로 등을 등받이에 대지 않고 앉으시오.
	3점	옆에서 지켜봐 주면 2분 동안 앉아 있을 수 있다.	
	2점	30초 동안 앉아 있을 수 있다.	
	1점	10초 동안 앉아 있을 수 있다.	
	0점	도움 없이는 10초 동안 앉아 있을 수 없다.	
4. 선 자세에서 앉기	4점	손을 거의 사용하지 않고(또는 손을 조금 사용) 안전하게 앉는다.	의자에 앉으시오.
	3점	뭔가를 붙들어야 천천히 앉을 수 있다.	
	2점	앉을 때 다리 뒷부분을 의자에 기대어 천천히 앉는다.	
	1점	혼자 앉아 있기는 하지만 털썩 주저앉는다.	
	0점	앉을 때 도움이 필요하다.	
5. 의자에서 의자로 이동하기	4점	손을 거의 사용하지 않고(또는 손을 조금 사용) 안전하게 옮겨 앉을 수 있다.	의자 2개를 준비하되 한 개는 팔걸이가 있는 것, 또 다른 한 개는 팔걸이가 없는 것으로 준비하시오(의자 2개 대신 팔걸이가 있는 의자 1개와 침대를 이용할 수도 있다). 의자 2개를 서로 'ㄴ'자 모양으로 배열하고 한 발을 축으로 하여 옮겨 앉기(pivot transfer)가 가능하게 하시오. 대상자에게 의자에서 다른 의자로 옮겨 앉았다가 다시 원래 의자로 돌아오게 하시오.
	3점	반드시 손을 사용해서 옮겨 앉을 수 있다.	
	2점	구두로 가르쳐 주거나 옆에서 지켜봐 주어야 옮겨 앉을 수 있다.	
	1점	한 사람의 도움이 필요하다.	
	0점	안전을 위해 옆에서 지켜봐 주거나 도움을 줄 두 사람이 필요하다.	
6. 두 눈을 감고 잡지 않고 서 있기	4점	10초 동안 안전하게 서 있을 수 있다.	두 눈을 감고 10초 동안 가만히 서있으시오.
	3점	옆에서 지켜봐 주면 10초 동안 서 있을 수 있다.	
	2점	3초 동안 서 있을 수 있다.	
	1점	안정적으로 서 있으나 두 눈을 감고 3초 동안 유지할 수 없다.	
	0점	넘어지는 것을 방지하기 위하여 도움이 필요하다.	

7. 두 발을 붙이고 잡지 않고 서 있기	4점	혼자서 두 발을 붙이고 1분 동안 안전하게 서 있을 수 있다.	두 발을 붙이고 아무 것도 잡지 말고 서 있으시오.
	3점	혼자서 두 발을 붙이고 옆에서 지켜봐 주면 1분동안 안전하게 서 있을 수 있다.	
	2점	혼자서 두 발을 붙이고 설 수 있으나 30초 동안 유지할 수 없다.	
	1점	두 발을 붙이는 데 도움이 필요하고 15초 동안 서 있을 수 있다.	
	0점	두 발을 붙이는 데 도움이 필요하고 15초 동안 서 있을 수 없다.	
8. 선 자세에서 앞으로 팔을 뻗쳐 내밀기	4점	팔을 25 cm 이상 앞으로 자신 있게 뻗을 수 있다.	팔을 90°로 올리시오. 손가락을 펴서 가능한 한 최대로 앞으로 뻗으시오(검사자는 어깨관절 굽힘 시 90°일 때 손가락 끝에 자(ruler)를 둔다. 손가락을 앞으로 뻗을 때 자에 손이 닿지 않도록 한다. 대상자가 최대로 앞으로 기울였을 때 손가락이 이동한 거리를 기록한다. 가능하면 두 팔을 들게 하여 몸통이 돌림되는 것을 방지한다).
	3점	팔을 12.5 cm 이상 앞으로 안전하게 뻗을 수 있다.	
	2점	팔을 5 cm 이상 안전하게 뻗을 수 있다.	
	1점	앞으로 팔을 뻗을 수는 있으나 옆에서 지켜봐 주는 것이 필요하다.	
	0점	넘어지지 않도록 도움이 필요하다.	
9. 바닥에 있는 물건을 집어 올리기	4점	안전하고 쉽게 신발/슬리퍼를 집어들 수 있다.	발 앞에 놓여 있는 물건(신발/슬리퍼)을 집어 드시오.
	3점	신발/슬리퍼를 집어들 수 있으나 옆에서 지켜봐 주는 것이 필요하다.	
	2점	신발/슬리퍼를 집을 수는 없으나 구두/슬리퍼가 있는 지점에서부터 2.5~5 cm의 거리까지 손이 닿으며 혼자 균형을 잡을 수 있다.	
	1점	구두/슬리퍼를 집어들 수 없으며 집으려고 시도하는 동안에도 옆에서 지켜봐 주는 것이 필요하다.	
	0점	구두/슬리퍼를 집으려고 시도해도 할 수 없으면 넘어지지 않게 하여면 도움이 필요하다.	
10. 왼쪽과 오른쪽으로 뒤돌아보기	4점	왼쪽과 오른쪽 방향으로 뒤돌아보며, 체중이동을 잘 할 수 있다.	위쪽 몸통을 왼쪽으로 돌려 뒤돌아보시오. 오른쪽도 왼쪽과 같이 시도해보시오(검사자는 물체를 들고 뒤에 서서 "이 물건을 보세요." 라고 말하여 몸통돌림을 유도한다).
	3점	한쪽으로만 잘 돌아다보고 다른 쪽은 체중이동이 최소한으로 나타난다.	
	2점	옆 방향으로만 비스듬히 돌릴 수 있으나 균형은 유지한다.	
	1점	몸을 돌리려 할 때 옆에서 지켜봐 주는 것이 필요하다.	
	0점	넘어지지 않도록 하기 위해 도움이 필요하다.	
11. 제자리에서 360° 돌기	4점	각각의 방향을 4초 이내에 안전하게 360°돌 수 있다.	한 방향으로 완전히 돌고, 잠시 후 반대 방향으로 완전히 도십시오.
	3점	한 방향으로만 4초 이내에 안전하게 360°돌 수 있다.	
	2점	안전하게 360°를 천천히 돌 수 있다.	
	1점	가까이에서 지켜봐 주거나 말로 지시를 해주어야 한다.	
	0점	돌 때 도움이 필요하다.	

12. 일정한 높이의 발판 위에 발을 교대로 놓기	4점	혼자 안전하게 서서, 20초 이내에 안전하게 발판 위에 발을 교대로 8회 올려놓을 수 있다.	발판 위에 두 발을 번갈아가며 올려놓으시오. 발판에 각 발이 4번씩 닿을 때까지 계속하시오.
	3점	혼자 서서, 20초 이상 걸려 발판 위에 완전하게 발을 교대로 8회 올려놓을 수 있다.	
	2점	보조자의 도움 없이 완전하게 교대로 발을 4회 발판에 올려놓을 수 있다.	
	1점	최소한의 도움으로으로 안전하게 발을 2회 이상 발판에 올려놓을 수 있다.	
	0점	넘어지지 않도록 하기 위해 도움이 필요하며 과제를 수행할 수 없다.	
13. 한 발 옆에 반대쪽 발을 일자로 두고 서 있기	4점	혼자 두 발을 일자로 하여 30초 동안 그대로 서서 유지할 수 있다.	(치료사는 먼저 대상자에게 시범을 보인다) 한 발을 다른 발 바로 앞에 일자로 밀착하여 붙이시오. 만약 한 발을 다른 발 바로 앞에 붙일 수 없다고 판단되면, 본인의 발 길이 이상 앞으로 간격을 두고 정상 한 걸음 만큼 벌려서 서시오(3점을 준다).
	3점	혼자 큰 발걸음으로 해서 30초 동안 유지할 수 있다.	
	2점	혼자 작은 발걸음으로 해서 30초 동안 유지할 수 있다.	
	1점	걸음을 내딛는 데 도움이 필요하나, 그대로 서서 15초 동안 유지할 수 있다.	
	0점	발을 내딛거나 서 있는 동안 균형을 잃는다.	
14. 한 다리로 서 있기	4점	혼자서 한 발을 들고 10초 이상 서 있을 수 있다.	아무 것도 잡지 않고 가능한 한 오랫동안 한 발로 서 있으시오.
	3점	혼자서 한 발을 들고 5~10초 이상 서 있을 수 있다.	
	2점	혼자서 한 발을 들고 3초 동안 또는 그 이상 서 있을 수 있다.	
	1점	한 발을 들려고 시도하며, 3초 동안 유지하지는 못하지만 혼자서 서 있을 수 있다.	
	0점	넘어지지 않기 위해서 도움이 필요하거나 주어진 과제를 시도할 수 없다.	

출처 신경계물리치료 진단 및 평가 편찬위원회, 신경계 물리치료 진단 및 평가. 수정판, 2022.

버그균형척도 점수에 따른 낙상위험도	
점수	**낙상위험**
0~20	높음
21~40	중간
41~56	낮음

http://www.aahf.info

2) 동적균형 능력 평가

(1) 기능적 팔뻗기 검사(Functional reach test, FRT)

- 노인 대상으로 개발
- 균형능력 평가
- 벽 옆에 서서 팔을 굽힘, 팔꿉관절을 펌한 상태에서 손끝이 검사선을 따라 가게 하여 몸을 최대한 앞으로 기울인다.

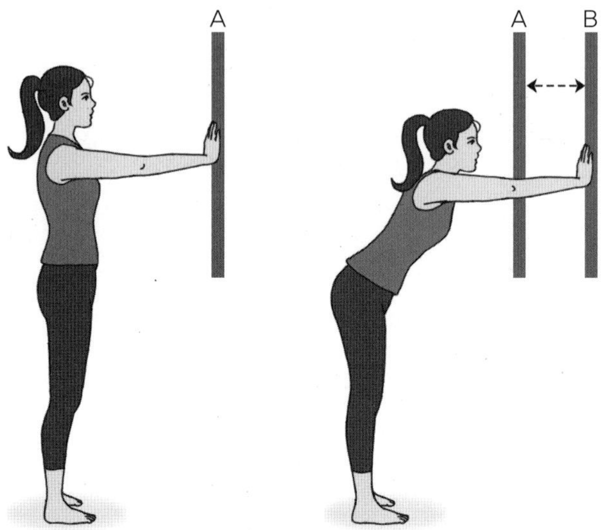

(2) 일어나 걸어가기 검사(Timed up and go test, TUG)

- 10m 보행 검사와 비슷한 검사임.
- 편평한 실내의 바닥 위에 총 9m의 거리를 설정 한 뒤, 처음 3m와 마지막 3m는 보행 시 가속과 감속을 고려하기 위해 남겨두고 중간의 3m의 보행한 '거리와 시간을 초단위'로 측정한다.

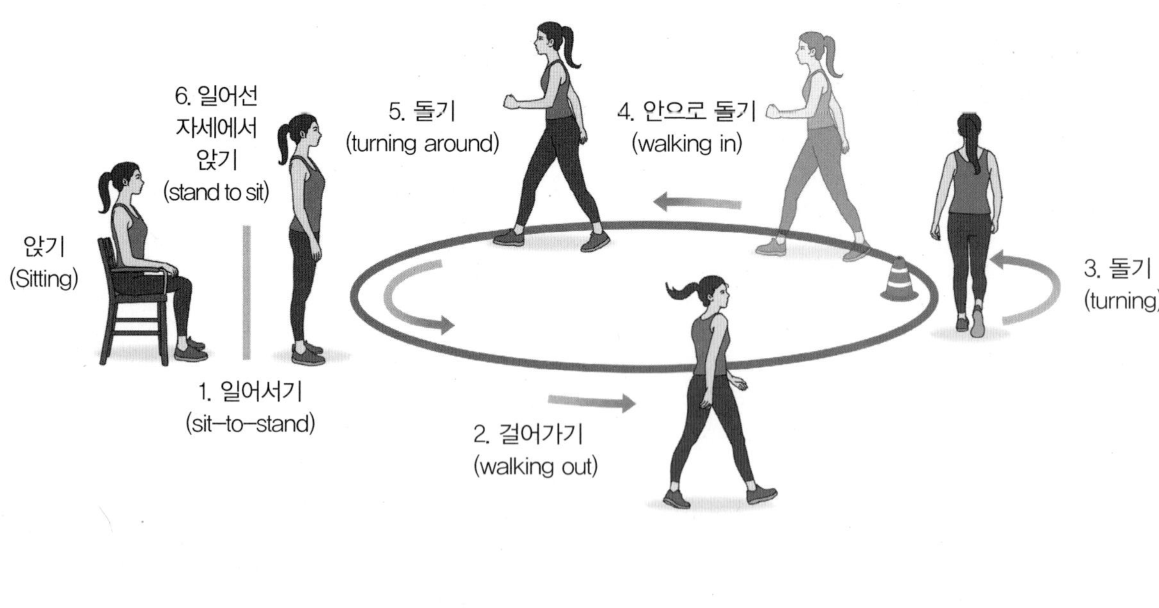

(3) 10m 보행검사(10m walk test, 10MWT)

- 실내 편평한 바닥 위의 총 16m의 거리를 설정한다.
- 시작 3m의 지점과 끝의 3m 지점 전에 돌아올 표시점(반환점)을 정한다.
- 측정은 시작 3m가 지난 지점부터 시작하여 최종 남은 3m 지점 전까지 측정한다.
- 평가는 10m의 거리를 보행한 시간을 초 단위로 측정한다.

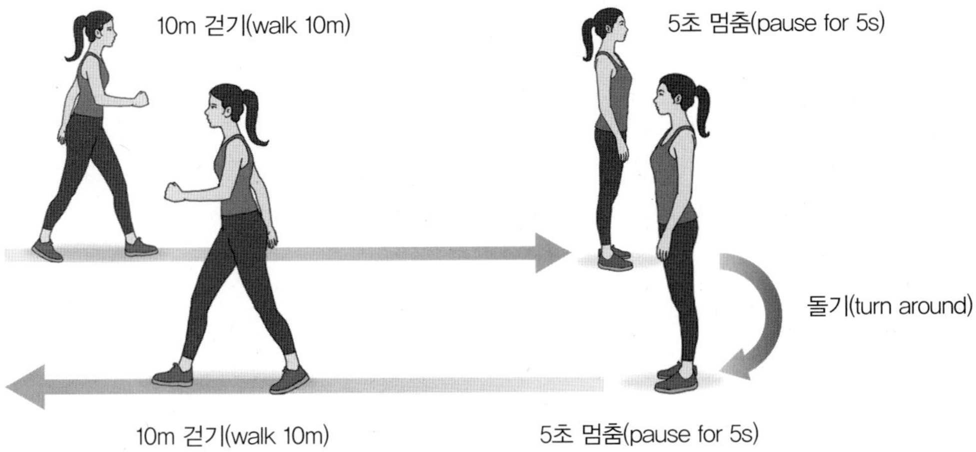

14 약어와 기호의 활용

1. 약어와 기호

보건의료인으로서 물리치료사가 환자에게 제공한 모든 임상정보를 기록하는 것은 보건의료인으로서 의무를 다하는 것이다. 임상기록은 환자의 질병과 관계되는 모든 사항과 치료 및 관리를 기록하는 것으로 모든 치료 사실과 해당 결과를 법적으로 보장하고 보험급여를 정당성을 입증할 수 있는 충분한 근거가 된다.

국내뿐 아니라 미국 등 전 세계에서 활동하는 물리치료사들은 대부분의 의료기관에서 환자에게 행한 것을 매일 기록하고 있으며, SOAP 노트(subjective, objective, assessment, plan notes)라고 하는 형식에 환자 정보를 기재하는데 이때, 정확하고 간결한 작성을 위해 의학 용어와 함께 축약된 약어(Abbreviation)와 기호(symbol)를 많이 활용한다.

약어와 기호의 사용은 임상 기록의 작성에서 시간과 공간을 절약하고, 다른 전문가들도 이러한 공통된 약어와 기호를 알면 임상 기록을 이해할 수 있게 되는 것이다. 더 나아가 대한민국의 물리치료사가 독립 개원을 통해 임상 업무를 수행하기 위해서도 임상기록이 꼭 선행되어야하고 이를 위해 약어와 기호의 사용은 필수불가결한 요소라고 여기진다. 의료 전체에서 사용되고 있는 약어와 기호들은 너무나 많기에 물리치료사와 직접적인 관련성이 있는 약어와 기호를 사용하는 것이 필요하다.

2. SOAP 노트의 약어와 기호

미국의 13개 이상 의료기관에서 약어와 기호를 사용하고 있는 것 이외에는 SOAP 노트 작성 시 수용될 수 없다고 권장한다. 본인이 근무하고 있는 병원 및 기관에서 약정되어 이용하고 있는 약어와 기호가 있다면 그것을 사용할 수 있다.

약어 Abbreviation

A

A : assessment – 평가
AAROM : active assistive range of motion – 능동보조관절운동범위
Ab : antibody – 항체
abd : abduction – 벌림(외전)
: abdomen – 복부 / 배
ABR : absolute bed rest – 절대침상안정
ACA : anterior cerebral artery – 전대뇌동맥/앞대뇌동맥
ac : before meals – 식사전
AC joint : acromioclavicular joints – 어깨봉우리빗장관절 / 견봉쇄골관절
ACL : anterior cruciate ligament – 앞십자인대 / 전십자인대
ACTH : adrenocorticotrophic hormone – 항부신피질호르몬
add : adduction – 모음(내전)
ADH : antidiuretic hormone – 항이뇨호르몬
ADI : acute drug intoxication – 급성약물중독
ADL : activities of daily living – 일상생활활동
ad lib : at discretion – 임의로, 마음대로, 제량껏
adm : admission – 입원
AE : above elbow – 팔꿉관절 위(주관절 위)
AFO : ankle foot orthosis – 발목관절 보조기
AIDS : acquired immune deficiency syndrome – 후천성 면역 결핍증
AIIS : anterior inferior iliac spine – 아래앞엉덩뼈가시 / 전하장골극
AJ : ankle jerk – 발목관절 경련성 운동(반사)
AK : above knee – 무릎관절 위 / 슬관절 위
ALS : amytrophic lateral sclerosis – 급성 축색경화증
a.m. : morning – 오전
AMA : against medical advice – 의료적인 조언에 반대하는
amb : ambulation, ambulating, ambulated, ambulate – 보행
AMI : acute/anterior myocardial infarction – 급성 심근경색
Amp : amputation – 절단
ant : anterior – 앞(전방)
AP : anterior–posterior – 전–뒤(후방)
ARD : adult respiratory distress syndrome – 성인호흡곤란(장애)증후군
ARF : acute renal failure – 급성신부전증
AROM : active range of motion – 능동관절운동범위
ASA : aspirin – 아스피린
ASAP : as soon as possible – 가능한 빨리
ASHD : arteriosclerotic heart disease – 동맥경화성 심장 질환
ASIS : anterior superior iliac spine – 위앞엉덩뼈가시 / 전상장골극
assist. : assistance, assistive – 보조, 도움
ATNR : asymmetric tonic neck reflex – 비대칭성 긴장성경반사
AVM : arteriovenous malformation – 뇌동정맥 기형
AVN : acascular necrosis – 무혈성괴사

B

Bab : babinskis response(downgoing) – 바빈스키 반응
B&C : breathing and coughing – 호흡과 기침
BE : below elbow – 팔꿉관절 아래(주관절 아래)
BG : bone graft – 골 이식 / 뼈 이식
bid : twice an day – 하루에 두 번
bilat. : bilateral, bilaterally – 양측으로
B–irrigation : bladder irrigation – 방광세척
BJ : biceps jerk – 위팔두갈래근 연축 검사
BK : below knee – 무릎관절 아래 / 슬관절 아래
BM : bowel movement – 장운동

	: bone marrow – 뼈속질 / 골수
BMR	: basal metabolic rate – 기초대사율
BOS	: base of support – 기저면
BP	: blood pressure – 혈압
bpm	: beats per minute – 분당 박동수
BRP	: bathroom privileges – 특수한 화장실
B/S	: bedside – 침상안정을 고려한 운동
BST	: blood sugar test – 혈당검사
BUN	: blood urea nitrogen(blood test) – 혈액검사시의 혈액 내 질소
BW	: birth weight – 출생 시 체중
Bx	: biopsy – 조직생검

C

C	: centigrade – 백분도, 섭씨온도
C&S	: culture and sensitivity – 교양과 감성
CA	: cancer, carcinoma – 암, 악성종양
CABG	: coronary artery bypass graft – 심장동맥 우회술 / 관상동맥 우회 이식
CAD	: coronary artery disease – 심장동맥질환 / 관상동맥질환
CAG(s)	: coronary artery graft(s) – 심장동맥 이식술 / 관상동맥 이식술
CAL	: chronic airway (airflow) limitation) – 만성기도 제한
CALD	: chronic alcoholic liver disease – 만성알코올성간질환
cal	: calories – 칼로리
CB	: chronic bronchitis – 만성기관지염
Cb–concussion	: cerebral concussion – 뇌진탕
CBC	: complete blood count – 완전 혈액 수
CBI	: closed brain injury–폐쇄성 뇌손상
CBR	: community based rehabilitation – 지역사회재활
Cbr	: cerebral – 대뇌
CBS	: chronic brain syndrome – 만성 뇌 증후군
CC, C/C	: chief complaint – 주소
cc	: cubic centimeter – 센치미터 입방체
CCF	: congestive cardiac failure – 울혈성 심장기능 상실 / 울혈성 심부전증
CCU	: coronary care unit – 관질환 집중치료실
C–contusion	: cerebral contusion – 뇌좌상
CDH	: congenital dislocation of hip – 선천성 엉덩관절 탈구
CHD	: congenital heart disease – 선천성 심장질환
CHF	: congenital heart failure – 선천성심장기능상실 / 선천성 심부전증
cm	: centimeter – 센치미터
CNS	: central nervous system – 중추신경계
c/o	: complains of – 불평, 주소
CO_2	: carbon dioxide – 이산화탄소
COG	: center of gravity – 중력중심
COLD	: chronic obstructive lung disease – 만성 폐쇄성 허파질환
cont.	: continue – 계속적으로
COPD	: chronic obstructive pulmonary disease – 만성 폐쇄성 폐질환
CP	: cerebral plasy – 뇌성마비
CPB	: cardiopulmonary bypass – 심폐 대체혈관
CPR	: cardiopulmonary resuscitation – 심폐 소생술
CR/IF	: closed reduction/internal fixation – 비관혈적 정복 / 내부고정
C/S	: conscious – 의식
	: cesarean section – 제왕절개술
CSF	: cerebral spinal fluid – 뇌척수액
C–sprain	: cervical sprain – 목부위 삠/경부염좌
CT	: computed tomography – 컴퓨터 단층촬영
CTEV	: congenital talipes equino–varus – 선천성 첨내반족
CV	: cardiovascular – 심장혈관
CVA	: cerebrovascular accident – 뇌혈관사고
CVD	: cardiovascular disease – 심(장)혈관질환

CWI : crutch walking instructions – 목발 보행 교육
Cysto : cystoscopic examination – 방광경 검사

D

DA : degenerative arthritis – 퇴행성관절염
D/C : discontinued or discharged – 중단, 퇴원
DCP : dynamic compression plate – 동적 가압판
DD : differential diagnosis – 감별진단
dept. : department – 분야, 과
DHS : dynamic hip screw – 동적 골반나사
DIP : distal interphalangeal joint – 먼쪽(원위) 손가락 뼈사이 골절/원위지절관절
DJD : degenerative joint disease – 퇴행성관절질환
D/L : dislocation – 이탈/탈구
DM : diabetes mellitus – 당뇨병
DO : doctor of osteopathy – 골병리 의사, 정골 의사
DOA : dead on arrival – 도착 시 사망
DOCS : dynamic condyle screw – 동적 과상돌기 나사
DS : disease – 질병
D/S : degeneration spine – 척추퇴행
d/t : due to(≒etiology) – ~때문에
DTR : deep tendon reflex – 깊은힘줄반사
DVT : deep venous thrombosis – 깊은정맥혈전증
Dx : diagnosis – 진단

E

ECF : extended care facility – 후속 관리 기관 / 연장된 관리 기관
ECG, EKG : electrocardiogram – 심전도
EDH : epidural hematoma – 경질막바깥 출혈 / 경막외 혈종
EEG : eletroencephalogram – 뇌전도
EENT : ear, eyes, nose, throat – 귀, 눈 , 코 , 목(인후)
EF : external fixation – 외부고정
e.g : for example – 예
EMG : electromyogram, electromyography – 근전도
E.R : emergency room – 응급실
ESR : erythrocyte sedimentation rate – 적혈구 침강률
EST : electroshock therapy – 전기쇼크치료
: electrical stimulation test – 전기자극검사
eval. : evaluation – 평가
EVD : external ventricle drainage – 외배액, 뇌실외부배액
EX : excision – 절제
ext. : extension – 폄, 신전

F

F : fair(muscle strength, balance) – 근력검사와 균형검사에서의 양호
FA : functional activity – 기능운동
FBS : fasting blood sugar – 단식시의 혈당
FBSS : fail back surgery syndrome – 척추수술 실패증후군
FF : flat feet – 평발/편평족
FH : family history – 가족력
FHS : fetal heart sounds – 태아 심박음
flex : flexion – 굽힘/굴곡
FRC : functional residual capacity – 기능적 잔여 용량
ft. : foot, feet(the measurement, not the body part) – 발, 피트(길이의 단위)
FUO : fever, unknown origin – 열, 알려지지 않은 원인
FWB : full weight bearing – 완전체중부하
fx : fracture – 골절

G

G : good (muscle strength, balance) – 근력검사와 균형검사에서의 우수

GB : gallbladder – 담낭, 쓸개(주머니)
GBS : Guillian–barre syndrome – 길리안바레 증후군
GCS : Glasgow coma scale – 그라스고우의 혼수척도
GH : growth hormone – 성장호르몬
GI : gastrointestinal – 위장의
GI bleeding : gastrointestinal bleeding – 위장관 출혈
gm : gram – 그램
GMFM : gross motor functional measurement – 대단위 운동기능 검사
GPROM : gentle passive range of motion – 조심스런 수동 / 관절가동범위
GTO : Golgi tendon organ – 골지힘줄기관
GYN : gynecology – 부인과학

H

h, hr. : hour – 시간, 시
H&H, H/H : hematocrit and hemoglobin – 헤마토크릿과 헤모글로빈
H&P : history and hemoglobin – 병력과 물리(신체)
HA, H/A : headache – 두통
Hb, Hgb : hemoglobin – 헤모글로빈
HBP : high blood pressure – 고혈압
H–board : hard board – 딱딱한, 단단한 판
H–contusion: hemorrhagic contusion – 출혈성 뇌좌상
HCVD : hypertensive cardiovascular disease – 고혈압성 심장혈관 질환
HEENT : head, ear, eyes, nose, throat – 머리, 귀, 눈, 코, 목(인후)
HEP : home exercise program – 가정 운동 프로그램
HI : head injury – 머리부위 손상/두부손상
HIV : human immunodeficiency virus – 인간 면역결핍 바이러스
HIVD : herniated intervertebral disc – 추간판 탈출증
HNP : herniated nucleus pulposus – 수핵탈출증
HOB : head of bed – 침상 머리
HP : hydrocollator pack – 온습포
HR : heart rate – 심박동수
hr. : hour – 시
hs : at bedtime – 취침시각
ht. : height – 키, 신장
Ht : hematocrit – 헤마토크릿
Htn : hypertension – 고혈압
Hx : history – 병력

I

I&O : intake and output – 섭취량과 박출량
ICA : intracranial aneurysm – 두개강내 동맥류
ICH : intracerebral hemorrhage 뇌내출혈
ICP : intracranial pressure – 뇌내압
ICU : intensive care unit – 중환자실, 집중관리실
IDK : internal derangement of the knee – 무릎내이상 / 슬내장증
IM : intramuscular – 근육내, 근육주사
IM Nail : intra medullary nail – 골수내 못
imp. : impression – 의견
in. : inches – 인치(길이 단위)
indep : independent – 독립적인
inf : inferior – 하방의, 아래, 아래쪽의
INFH : idiopathic necrosis of the femoral head – 특발성 넙다리머리 괴사 / 특발성 대퇴골두 괴사
Inj : injury – 손상
IV : intravenous – 정맥내
IVC : inferior vena cava – 아래대정맥/하부 대정맥
IVH : intraventricular hemorrhage – 뇌실속 출혈 / 뇌실내 출혈

J

JRA : juvenile rheumatoid arthritis – 유년기 류마치스성 / 관절염

K

KAFO : knee ankle foot orthosis – 무릎발목발보조기(긴다리보조기)
kcal : kilocalories – 킬로칼로리
kg : kilogram – 킬로그램
KJ : knee jerk – 무릎관절경련성반사 / 슬관절 경련성 반사
KK : knock knees – 외반슬
KUB : kidney, ureter, bladder – 신장, 수뇨관, 방광

L

L, l. : liter – 리터
Ⓛ : left – 왼쪽, 좌측
LAC : long arm cast – 긴팔 석고 붕대
Lac : laceration – 열상
LAS : long arm sprint – 긴팔 부목
lb. : pound – 파운드
LBP : low back pain – 요통
LBW : low birth weight – 저체중아
LCL : lateral collateral ligament – 가쪽곁인대 / 외측 측부인대
LCP : Legg Clave Perthes disease – 소아 넙다리뼈머리
LE : lower extremity – 하지, 다리
LLC : long leg cast – 긴다리 석고 붕대
LLC Brace : long leg cast brace – 긴다리 석고 보조기
LLS : long leg sprint – 긴다리 부목
LOC : loss of consciousness – 의식상실
LP : lumbar puncture – 허리(요추)천자
LROM : limitation range of motion – 제한된 관절가동범위, 제한된 관절운동범위
L–sprain : lumbar sprain – 허리삠(요부염좌)
Lt BG : Lt basal ganglion – 좌 대뇌 기저핵
LTG : long term goal – 장기치료목표

M

m : meter – 미터(길이)
MAS : motor–assessment scale – 운동사정척도
max : maximal – 최대의
MBA : motor bike accident – 오토바이 사고
MBI : modified Bathel index – 수정된 Bathel 바텔 지수
MCA : medial cerebral artery – 중간대뇌동맥 / 중대뇌동맥
M–C Fx : meta–capal bone Fx – 손허리뼈골절 / 중수골 골절
MCL : medial collateral ligament – 안쪽곁인대 / 내측 측부인대
MD : medical doctor; doctor of medicine – 의사
MED : minimal erythermal dose – 최소홍반량
Meds. : medications – 투약
M–Fx : meta–tarsal bone Fx – 발허리뼈골절 / 중족골 골절
MFT : muscle function test – 근육 기능 검사
mg : milligram – 밀리그램(무게)
MI : myocardial infarction – 심근경색
min : minimal – 최소의
min. : minutes – 분
ml : milliliter – 밀리리터(부피)
mm : millimeter – 밀리미터(길이)
MMT : manual muscle test – 도수근력검사
mo. : month – 달, 개월
mod : moderate – 중증도의, 중간의
MP, MCP : metacarpalphalangeal – 손허리손가락관절 / 중수지절
MPS : myofascial pain syndrome – 근막통증증후군
MR : mental retardation – 정신지체
MRI : magnetic resonance imaging – 자기공명영상
MS : multiple sclerosis – 다발성 경화증
MUA : manipulation under anaesthetic – 마취하에 도수적용

N

- N : normal(muscle strength) – 정상(근력검사)
- NB : newborn – 신생아
- NCV : nerve conduction velocity – 신경전도속도
- NDT : neurodevelopmental treatment – 신경발달치료
- neg. : negative – 음성의, 부정적인
- NH : nursing home – 가정 간호
- noc : night, at night – 밤에
- npo : nothing by mouth – 아무것도 먹지 않는다.
- N/R : not remarkable – 특이사항 없음
- NS : neurosurgery – 신경외과
- NSR : normal sinus rhythm – 정상적인 동 리듬
- n/v : nausea and vomiting – 메스꺼움과 구토
- NWB : non–weight–bearing – 체중부하하지 않은, 비체중부하

O

- O : objective – 객관적인
- OA : osteoarthritis – 골관절염, 뼈관절염
- OB : obstetrics – 산과학, 산과
- Obs : obstruction – 폐색, 폐쇄, 막힘
- OBs : organic brain syndrome – 기질성 뇌 증후군
- od : once daily – 하루에 한 번
- OP : outpatient – 외래환자
- OR : operating room – 수술실
- OR/IF : open reduction/ internal fixation – 관혈적 정복술 및 내부고정
- OS : orthopedic surgery – 정형외과
- OT : occupational therapy, occupational therapist – 작업치료사, 작업치료
- OTR : occupational therapist(used to follow official signature of the occupational therapist) – 작업치료사 (작업치료사의 사무적인 업무시의 사인에 이용된다.)
- oz : ounce – 온스

P

- P : poor(muscle strength, balance) – 근력검사시의 단위(불량)
- P: : plan(treatment plan) – 계획
- PA : physician's assistant – 의사 보조
- PA : posterior/anterior – 뒤 / 앞, 후 / 전
- para : paraplegia – 하반신 마비, 양측마비, 대마비
- P–bar : parallel bar – 평행봉
- PBSC : post burn scar contracture – 화상 후 반흔수축
- pc : after meals – 식후
- PCA : posterior cerebral artery – 뒤대뇌동맥 / 후대뇌동맥
- PCL : posterior cruciate ligament – 뒤십자인대 / 후십자인대
- PE : physical examination – 이학적 검사(신체검사)
- PED : pediatrics – 소아과
- per : by/through – "by / through"의 의미
- per os po : by mouth – 입으로
- PERRLA : pupils, equal, round, reactive to light and accommodation – 동공, 동등한, 궁근, 빛에 반응과 조절
- PFT : pulmonary function test – 폐기능 검사, 허파기능검사
- PH : past history – 과거병력
- PI : present illness – 현병력, 현재환자상태
- PIP : proximal interphalangeal joint – 근위손가락뼈사이관절 / 근위지절간 관절
- pm : afternoon – 오후
- PMD : progressive muscular dystrophy – 진행성 근위축증
- PNF : proprioceptive neuromuscular facilitation – 고유수용성신경근촉진법
- PNI : peripheral nerve injury – 말초신경손상
- PNS : parasympathetic nervous system – 부교감 신경계
  : peripheral nervous system – 말초신경계
- POMR : problem–oriented medical record – 문제에 국한한 의료기록지, 문제지향식 의료기록(지)

PSPE : problem solving process for evaluation –문제 해결식 의료기록(지)
pos : positive – 양성
poss : possible – 가능한
post–op : after surgery(operation) – 수술 후
PRE : progressive resistive exercise – 점진적인 저항운동
pre–op : before surgery(operation) – 수술 전
prn : whenever necessary – 필요할 때마다
PROM : passive range of motion – 수동관절가동범위
PSIS : posterior superior iliac spine – 위뒤엉덩뼈가시 / 후상장골극
PT : physical therapy, – 물리치료, 물리치료사
: physical therapist(used after therapist's signature;varies from facility to facility)(서명 후 사용되며, 기관마다 차이가 있다.)
PT/PTT : protime/prothrombin time – 프로타임 시간 / 프로트롬빈 시간
Pt or pt : patient – 환자
PTA : physical therapist assistant – 보조물리치료사
PTA : prior to admission – 입원 전
PTB : patellar tendon bearing – 무릎뼈힘줄부하 / 슬개골건 부하
PTR : patellar tendon reflex – 무릎뼈힘줄반사 / 슬개건 반사
PVD : peripheral vascular disease – 말초혈관질환
PWB : partial weight bearing – 부분체중부하

Q

q : every – 마다
qd : every day – 날마다
qh : every hour – 시간마다
qid : four times a day – 하루에 네 번
qn : every night – 밤마다
qt : quart – 1/4
Q–setting : quadriceps muscle setting – 넙다리네갈래근 강화운동 / 사두근 강화운동

R

Ⓡ : right – 오른쪽, 우측
RA : rheumatoid arthritis – 류마티스 관절염
RBC : red blood cell count – 적혈구 수
RD : registered dietician – 영양사
re: : regarding – 관해
rehab : rehabilitation – 재활
reps : repetitions – 반복
RHF : right heart failure – 호흡
RLL : right lower lobe – 우측 하엽 / 우측 심부전
RM : rehabilitation medicine – 재활의학
RML : right middle lobe – 우측중엽
RN : registered nurse – 간호사
R/O : rule out(In order to make an good diagnosis, the physician will try to rule the disease/condition named out; if he or she cannot, this will become the diagnosis.) 추정, 확실하지 않은 진단, 의심이 가는(양질의 진단하기 위해, 의사는 질환/상태에 이름을 붙이지 않는다. 만약 의사가 진단할 수 없다면 이것은 진단으로 될 것이다.)
ROH : removal of hematoma – 혈종제거
ROM : range of motion – 관절가동범위, 관절운동범위
ROS : review of systems – 체계에 대한 범위
RR : respiratory rate – 호흡률
RROM : resistive rang of motion – 저항관절가동범위
RS : respiratory system – 호흡계
RT : respiratory therapist, respiratory therapy – 심장호흡물리치료사, 흉부물리치료
Rx : treatment, prescription, therapy – 처치, 처방, 치료

S

SAC : short arm cast – 짧은 팔 석고 붕대

SACH : solid ankle cushion heel – 견고한 발목관절 큐션 뒷축
SAH : subarachnoid hemorrhage – 거미막밑 출혈 / 지주막하 출혈
SCI : spinal cord injury – 척수손상
SC joint : sternoclavicular joint – 복장빗장관절 / 흉쇄관절
SDH : subdural hematoma(hemorrhage) – 경질막밑 출혈 / 경막하 혈종(출혈)
sec. : seconds – 초
SED : suberythermal dose – 홍반하 용량
sig : directions for use, give as follows, let it be labeled – 사용하는 방법 제시, 다음과 같이 주어진다, 표시하라(이름을 붙이시오.)
SI(J) : sacroiliac(joint) – 엉치엉덩관절 / 천장관절
S/L : subluxation – 아탈구
SLC : short leg cast – 짧은 다리 석고 붕대
SLE : systemic lupus erythematosus – 전신성 홍반성 난창
SLR : straight leg raise – 무릎을 신전한 채 다리를 들어올리는 것
SLS : shorth leg sprint – 짧은다리 부목
SNF : skilled nursing facility – 간호 수련 시설
S/O : stitch off – 봉합제거
SOAP : subjective, objective, assessment, plan – 주관적, 객관적, 평가, 계획
SOB : shorthness of breath – 짧은 호흡, 단심
S/P : stauts post(example: S/PⓁhip fx mean Pt. fx her hip in the recent past) – 상태 후
spec : specimen – 견본, 시험물, 검사물
SQX : quadriceps setting exercise – 넙다리네갈래근 강화운동 / 사두근 강화운동
ST : speech therapy – 언어치료
stat. : immediately, at once – 즉시, 곧
STSG : split thickness skin graft – 부분 층 식피술
STG : short term goal – 단기치료목표
SVC : superior vena cava – 상대정맥
swd : short wave diathermy – 단파투열장치
Sx : symptoms – 증상

T

T : trace(muscle strength) – 도수 근력 검사시의 근력 단위(25%)
tab : tablet – 알약, 타블렛(뜯어낼 수 있는 종이첩)
TA : traffic accident – 교통사고
TB : tuberculosis – 결핵
TBI : traumatic brain injury – 외상성 뇌손상
tbsp. : table spoon – 식탁용 큰 스푼
TENS, TNS : transcutaneous electrical nerve stimulator – 경피신경전기자극치료기, 경피적전기신경자극
TFF : tibia fibular fracture – 정강뼈, 종아리뼈 골절 / 경골, 비골 골절
THR : total hip replacement – 엉덩관절전치환술, 전체엉덩관절치환(술)
TIA : transient ischemic attack – 일시적인 허혈성 발작
tid : three times daily – 하루에 세 빈
TJ : triceps jerk – 세갈래근 연축반사 / 삼두근 연축 반사
TKR : total knee replacement – 무릎관절 전대치술 / 슬관절 전대치술
TM(J) : temporomandibular(joint) – 턱관절 / 측두하악관절
TNR : tonic neck reflex(also ATNR, STNR) – 긴장성 경반사(ATNR, STNR)
t.o. : telephone order – 전화의뢰
TPR : temperature, pulse & respiration – 온도, 맥박 그리고 호흡
tsp. : teaspoon – 차 스푼
TTS : tilt table standing – 경사침대 서기
TUR : transurethral resection – 경요도 절제술
Tx : therapy, treatment – 치료

U

UA : urine analysis – 오줌 검사, 오줌 분석
UE : upper extremity – 팔/상지
UGI : upper gastrointestinal – 상부 위장
UL : upper lobe – 위엽/상엽

UMN : upper motor neuron – 상위운동신경원
unilat. : unilateral – 편측성, 한쪽, 편측
UO : urinary output – 소변 배설량
URI : upper respiratory infection – 상부 호흡 감염, 상기도감염
US : ultrasound – 초음파
UTI : urinary tract infection – 요도감염
UV : ultraviolet – 자외선

V

VC : vital capacity – 폐활량
VD : venereal disease – 성병, 성 질환
v.o. : verbal orders(example: v.o. Dr. Smith/your signature) – 구두의뢰(예:담당의사의 구두주문)
vol. : volume – 부피, 체적
v.s. : vital signs – 생체 징후(맥, 호흡, 온도, 혈압)

W

WBC : white blood cell count – 백혈구 수
w/c : wheelchair – 의자차
W/cm2 : watts per square centimeter – 센치미터면적당 와트
Wd : wound – 상처
wk : week – 주
WNL : within normal limits – 정상제한범위 내, 정상범위
wt. : weight – 체중, 무게

X

x : number of times performed – 수행된 횟수(× 2 = (× 2 = twice, × 3 = 3times) 두 번, × 3 = 세 번)
Xs : exercises – 운동

Y

y/o or y.o. : years old – 연령, 나이
yd. : yard – 야드(거리)
yr. : year – 해, 년

특수 기호 special symbol

+1, +2	assistance(assistance of 1 person given; also written "assistance of 1")(Examples: amb ··· c min+1 assist., or amb ··· c + 1 minassist., or amb ··· c min assist. of 1) – 보조(주어진 한사람의 보조 ; 또한 "assistance of 1"로 쓰인다.) (예, "ambulated c min + 1assist., or or amb ··· c + 1 min assist., or amb ··· c min assist. of 1)
♂	male – 남성
♀	female – 여성
↓	down, downward, decrease, diminished – 감소, 하강
↑	up, upward, increase, augmented – 증가, 상승
//	parallel or parallel bard(also written//bars) – 평행한, 평행봉(또한 bars로 쓰인다.)
c	with – ···과 동반한, 함께, 동시에
s	without – ···를 동반하지 않고, ···없이
p	after – ···을 한 후에
a	before – ···을 하기 전에
~ or ≈	approximately – 약, 대략
@	at(this symbol is not exclusively used for at) – "at"의 의미
△	change – 변화, 변화량
〉	greater than – ···보다 큰
〈	less than – ···보다 작은
=	equals – 동등한, 똑같다.
+	plus, positive(positive also abbreviated pos.) – 더하기, 긍정적인 (약어 "pos."와 같은 의미)
–	minus, negative(negative also abbre–viated neg.) – 빼기, 부정적인(약어 "neg."와 같은 의미)
#	number(#1=number 1), pounds(5# wt.= – 숫자(#1=번호 1), 5 pound weight;also abbreviated lbs.) 파운드(#5 wt.=5파운드 무게, 또한 약어 "lbs."와 같은 의미)
/	per – ···당
%	percent – 백분율
+, &, et.	end – 그리고, 즉 "and"의 의미
↔, ⇄, ⇆	to and form – ···에서 ···로 다시 ···에서 ···로, 왕복 하는 의미
→	to, progressing toward, approaching – 진행의 의미, 접근의 의미
1。	primary – 일차적인
2。	secondary, secondary to – 이차적인, ···에 의해 일어난

15 임상실습 동의서 및 서약서

1. 임상실습 동의서(학교제출용)

2. 개인정보보호에 관한 서약서(기관제출용)

1. 임상실습 동의서

ㅁ소속(학교명): 대학(교) (학)과
ㅁ학번:
ㅁ성명:

상기 본인은 학교에서 지정하는 기관에서 실습을 실시함에 있어서 실습기간 중 학생으로서 본분을 지키고 해당 기관의 규율을 엄수하며 임상 실습시 과학적이며 이론적인 지식의 재정립과 임상에서 시행되는 효율적인 기술을 습득할 수 있도록 열과 성의를 다하여 노력하겠습니다.

아울러 실습 도중 본인의 부주의로 인한 사고에 대해서는 본인과 보호자가 전적으로 책임질 것을 이에 동의서를 제출합니다.

20 년 월 일
본인: (서명/인)
보호자: (서명/인)

____________________대학(교)총장 귀하

2. 임상실습 서약서

임상실습을 담당하는 기관의 임상담당 선생님 또는 치료사선생님에게 임상실습의 지도를 받기 위해 필요한 본인의 개인정보를 제공하는 것에 동의한다.

실습생으로서 본분을 지키며 실습기관의 규율을 지키며, 대학 명예를 손상하는 행동을 삼가한다.

임상실습을 하면서 알게 된 실습기관 및 환자의 개인정보에 대한 비밀은 실습기간과 실습이 끝난 후에도 누설하지 않는다.

실습기관에서 보유하고 있는 개인정보는 실습기관의 개인정보보로 관리규정을 엄격히 준수하여 관리할 것이며, 적정한 절차에 따르는 경우 외에는 무단으로 조회 또는 누출하지 않는다.

실습기간 중에 안전사고 및 기타 사고 문제 발생 시 임상담당 강사와 대학(학과)에 연락하고 의논한다.

실습기간 중에 개인행동이나 실습기관 제 규정에 따르지 않아 발생하는 제반 사고에 대해서는 본인 및 보호자가 책임을 진다.

실습생이 실습기간 중 본인의 과실 부상에 대해서는 민, 형사상 일체의 이의를 제기하지 않는다.

감염 및 안전사고 예방을 위한 안전관리 규정을 준수한다.

실습기관은 실습생들이 효과적인 실습을 받을 수 있도록 최선을 다할 것이며, 실습생은 성실한 자세로 실습에 임해야 한다.

작성일자	20 년 월 일
학교명	
학과	
성명	(인)

16 임상실습 평가방법과 평가기준

1차

1. 임상실습 평가항목

- 출 · 결석 상황
- 실습생의 자가 평가 수행능력
- 물리치료 수행 절차 및 이론적 근거에 대한 이해
- 물리치료 이론의 임상실무 활용 정도
- 물리치료사 윤리강령의 준수 여부
- 임상실습기록지 작성 내용의 정확성 및 충실성
- 임상 실습사례발표 및 사례연구 내용의 적합성과 정확성
- 발표 능력 및 문헌고찰의 정확성과 충실성

2. 임상실습 평가기준

평가항목		배점	평가방법	평가자
임상실습 평가서	출석	20%	• 출 · 결석 상황 및 참여도	임상강사(선생님)
	수행평가	30%	• 수행평가 체크리스트	
임상사례발표 및 보고서		30%	• 임상 물리치료 관찰 및 참여, 기록	지도교수
실습지침서		10%	• 임상 사례연구(Case study) 발표	
실습생 자가 평가		10%	• 물리치료 수행능력을 자가 평가, 실습 전 · 후 수행능력 체크	실습생
평점		총 100%		

임상실습 평가서

<table>
<tr><td>소속(학교)명</td><td colspan="3">대학교 물리치료(학)과</td><td rowspan="3">사진</td></tr>
<tr><td>학번</td><td></td><td>실습기관명</td><td></td></tr>
<tr><td>성명</td><td></td><td>실습기간</td><td>년 월 일 ~ 년 월 일</td></tr>
</table>

<table>
<tr><td colspan="4">임상실습 1평가(기관 및 산업체용)</td><td colspan="3">임상실급 1평가(학과용)</td></tr>
<tr><td colspan="2" rowspan="2">평가구분</td><td colspan="2">성적</td><td rowspan="2">평가구분</td><td colspan="2">성적</td></tr>
<tr><td>만점</td><td>평가</td><td>만점</td><td>평가</td></tr>
<tr><td>지식</td><td>물리치료 기본 지식</td><td>6</td><td></td><td>과제</td><td>10점</td><td></td></tr>
<tr><td>기술</td><td>물리치료 평가 및 중재</td><td>18</td><td></td><td>임상실습(환산)</td><td>40점</td><td></td></tr>
<tr><td>태도</td><td>태도 및 윤리강령 준수</td><td>6</td><td></td><td colspan="3"></td></tr>
<tr><td colspan="2"></td><td>총 30점</td><td>점</td><td></td><td>총 50점</td><td>점</td></tr>
<tr><td rowspan="2">출결
사항</td><td rowspan="2">
<table>
<tr><td>구분</td><td>월</td><td>화</td><td>수</td><td>목</td><td>금</td><td>토</td></tr>
<tr><td>1주</td><td></td><td></td><td></td><td></td><td></td><td></td></tr>
<tr><td>2주</td><td></td><td></td><td></td><td></td><td></td><td></td></tr>
<tr><td>3주</td><td></td><td></td><td></td><td></td><td></td><td></td></tr>
<tr><td>4주</td><td></td><td></td><td></td><td></td><td></td><td></td></tr>
<tr><td>5주</td><td></td><td></td><td></td><td></td><td></td><td></td></tr>
<tr><td>6주</td><td></td><td></td><td></td><td></td><td></td><td></td></tr>
<tr><td>7주</td><td></td><td></td><td></td><td></td><td></td><td></td></tr>
<tr><td>8주</td><td></td><td></td><td></td><td></td><td></td><td></td></tr>
<tr><td>9주</td><td></td><td></td><td></td><td></td><td></td><td></td></tr>
</table>
지각( )회, 조퇴( )회
결석( )회
지각, 조퇴:/, 결석:x, 출석:o</td><td></td><td></td><td>학과장</td><td></td><td>(인)</td></tr>
<tr><td>20점</td><td>점</td><td colspan="3">※ 기타사항</td></tr>
<tr><td>합계</td><td></td><td>총 100점</td><td colspan="4">평가점수 점</td></tr>
<tr><td colspan="7">위와 같이 임상실습 결과를 평점합니다.

년 월 일

평점자 직위: 성명: (인)</td></tr>
</table>

※출석: 결석 1회에 1점 감점, 지각 및 조퇴 3회는 결석 1회로 산정.

※위 임상실습 평가서의 평가점수와 백분율(%)은 실습 주체인 학교와 임상실습 기관에 맞게 수정해서 사용할 수 있음.

평가수행 준거 - 임상실습지도 선생님용

평가항목	평가요소	부족(0)	미흡(1점)	보통(2점)	우수(3점)
지식 (knowledge)	• 물리치료 지식을 충분하게 활용할 수 있는 수준 • 실습과정 중 문제해결 능력 수준 • 이론적인 근거를 가지고 있고, 물리치료 실습 활동을 기획 및 계획할 수 있는 수준	• 물리치료 지식에 대한 이해가 미흡하고 실습과 정 중 문제해결능력이 결여되었으며, 이론적인 근거를 가지고 적절하게 물리치료 활동을 계획함에 있어 매우 부족하다.	• 물리치료 지식에 대한 이해가 부족하고 실습과정 중 문제해결 능력이 부족하며, 이론적인 근거를 바탕으로 적절하게 물리치료 활동을 계획하는 것이 미흡함.	• 물리치료 지식을 적절하게 이해하여 실습과정 중 문제해결 능력을 가지고 있으며, 이론적인 근거를 바탕으로 적절하게 물리치료 활동을 계획할 수 있음.	• 물리치료 지식을 매우 잘 이해하고 있고 실습과정 중 문제해결능력이 우수하며, 타당한 이론적 근거를 바탕으로 물리치료 활동을 계획하는 정도가 우수함.
기술 (technology)	• 실습단계에 따른 환자관찰 및 평가 수준 • 치료계획 및 절차에 따른 보조수행 수준 • 다양한 기술을 관찰/보조/사용 하여 물리치료 활용에 참여하는 수준 • 실습에 대한 신속, 정확한 기록과 보고 여부	• 실습단계에 따른 환자 관찰 및 평가가 부적절하며 치료계획 및 절차에 따른 보조 수행이 부족하고, 다양한 기술을 적절히 활용하는 능력이 매우 부족하며, 실습에 대한 기록과 보고가 결여되어 있다.	• 실습단계에 따른 환자 관찰 및 평가가 부적절하며 치료계획 및 절차에 따른 보조 수행이 미흡하고, 다양한 기술을 적절히 활용하는 능력이 부족하며, 실습에 대한 기록과 보고가 미흡함.	• 실급단계에 따른 환자 관찰 및 평가를 적절히 수행하며 치료계획 및 절차에 따른 보조를 비교적 정확하게 수행하고, 다양한 기술을 적절히 활용하여 참여하며, 실습에 대한 기록과 보고를 수행함.	• 실습단계에 따라 환자 관찰 및 평가를 충분하게 수행하며 치료계획 및 절차에 따른 보조를 매우 잘 수행함. • 다양한 기술을 적극적으로 활용하여 참여도가 매우 높으며, 실습에 대한 신속, 정확한 기록과 보고가 잘 수행함.
태도 (manner/ attitude)	• 실습생으로서 전문직에 대한 자부심 및 윤리강령 준수하는지 여부 • 환자의 안전과 비밀보장에 대한 책임감과 예의를 갖추었는지 여부 • 바른언행과 실습규정 준수 여부	• 실습생으로서 전문직에 대한 자부심 및 윤리강령을 준수함에 있어 부족하고, 환자의 안전과 비밀보장에 대한 책임감과 예의가 부족하며, 바른 언행과 실습규정 준수 정도가 결여되어 있다.	• 실습생으로서 전문직에 대한 자부심 및 윤리강령을 준수함에 있어 미흡하고, 환자의 안전과 비밀보장에 대한 책임감과 예의가 미흡하며, 바른 언행과 실습규정 준수 정도가 미흡함.	• 실습생으로서 전문직에 대한 자부심 및 윤리강령을 잘 준수하고, 환자의 안전과 비밀보장에 대한 책임감과 예의가 바르며, 바른 언행과 실습규정을 수행함.	• 실습생으로서 전문직에 대한 자부심 및 윤리강령을 잘 준수하고, 환자의 안전과 비밀보장에 대한 책임감과 예의가 매우 높으며, 바른 언행과 실습규정을 매우 잘 수행함.

☑ 임상실습 평가표

소속(학교)명	대학교 물리치료(학)과
학번	
성명	
실습기간	년 월 일 ~ 년 월 일

사진

기관평가

평가구분		성적	
		만점	평가
책임감과 창의력	• 자기가 맡은 일에 대한 책임감과 수행 능력 • 매사에 적극적이고 창의적인 활동성	20	
업무능력 성취도	• 업무에 대한 신속, 정확, 완결성 • 실습내용에 대한 지식과 기술의 정도 • 실습결과의 성취수준	20	
준법정신 인간관계	• 직무규칙 준수 및 출퇴근 상황 • 협동성 및 원만한 인간 관계	20	
실습시 태도	• 실습수행태도 • 용모, 복장, 언어의 단정성	20	
계		80점	점

대학평가

평가구분	성적	
	만점	평가
임상실습일지 기록평가	15	
순회지도/교수평가	5	
합계	20	

평가구분	성적	
	만점	평가
기관평가	80	점
대학평가	20	점
합계	100	점

학점사정

성적	평점	학점	실습지도 교수	
				(인) 서명

위와 같이 임상실습결과를 판정합니다.

평가자(직위): 성명 : (서명)

기관명:

20 년 월 일

대학교 총장 귀하

※ 기타

☑ 실습생 자가평가서(학생용)

본 자가평가서(학생용)는 실습을 시작한 첫 주와 종료하는 마지막 주차에 자신을 스스로 점검할 수 있도록 설계하였다. 실습생 자가평가서를 통해 얻는 자료는 전체 실습교육 평가 이외에는 사용되지 않으니 솔직하게 해당되는 항목에 ✓표시를 해주시길 바랍니다.

구분	평가항목	평가기준							
		부족		미흡		보통		우수	
		0		1		2		3	
		시작	종료	시작	종료	시작	종료	시작	종료
지식	나는 물리치료(사)의 직무를 알고 있다.								
	물리치료 질환 및 손상에 관한 진단적 평가를 정확하게 알고 있다.								
	나는 환자/고객에 관한 정보를 통합하여 설명할 수 있다.								
기술	나는 환자/고객에 관한 정보를 기초로 물리치료 중재방법을 선택할 수 있다.								
	나는 환자/고객에 건강문제를 정확하게 판단할 수 있다.								
	나는 물리치료 중재에 필요한 기구/기계 사용 및 감염 관리를 철저하게 할 수 있다.								
	나는 물리치료 중재에 대한 문서 기록과 상황보고를 신속하고 정확하게 할 수 있다.								
	나는 환자 및 고객/의료진들과 효율적인 의사소통 방법을 사용할 수 있다.								
태도	나는 예의와 용모를 단정히 하여 맡은 바 업무에 대하여 책임감을 가지고 마무리 하였다.								
	나는 실습에 적극적으로 임하여 팀 구성원과 협동을 잘하였다.								
총점	/ 30점								

※ 시작과 종료 칸에 ✓ 표시로 체크하고 총점 칸에 점수로 기록하시기를 바랍니다.

☑ 실습기관과 대학 평가서

실습기관 평가서는 질 높은 실습을 위해 실습생이 실습을 마치는 마지막 주에 실습기관과 임상강사(실습지도 담당), 대학 실습지도교수에 대해 체크하도록 구성되었다. 평가서를 통해 얻은 자료는 전체 실습교육 평가 이외에는 사용되지 않으며 솔직하게 해당되는 항목을 ✓표시를 하도록 한다.

구분	평가항목	평가기준							
		부족		미흡		보통		우수	
		0		1		2		3	
		시작	종료	시작	종료	시작	종료	시작	종료
실습 기관	교육목적에 준하는 시설 및 기자재가 준비되어 있었다.								
	물리치료 전공 분야의 지식, 기술을 습득하는 기회가 충분히 제공되었다.								
	실습목표에 따른 다양한 학습경험을 제공되었다.								
	실습목표를 달성하기 위한 기회가 충분하였다.								
	총점(12점): (　　　　　점)								
임상 강사 (선생님)	실습기관 치료사 및 관계자들은 실습생에 대한 배려와 관심을 가져 주었다.								
	실습내용에 대한 구체적인 지침을 제공하였다.								
	실습생이 전문적인 자신감을 고취할 수 있도록 역할 모델이 되어 주었다.								
	실습 목표와 성취도를 함께 평가하고 관심을 가져 주었다.								
	총점(12점): (　　　　　점)								
대학 및 실습 지도 교수	학교에서는 실습 전 오리엔테이션이 있었다.								
	학생 수준에 맞는 단계별 실습이 이뤄졌다.								
	실습지도교수는 실습기관(병원 등)과 실습생과의 의사 소통이 원활하게 이뤄지도록 관리하였다.								
	실습지도교수는 실습생의 실습목표 성취를 위한 안내와 교육을 충분히 실시하였다.								
	총점(12점): (　　　　　점)								

※ 아래 기술한 질문 항목과 의견을 제시한다. 이번 실습을 하면서 느낀 점을 기록하여 제출하면 학생의 실습 내용을 이해하고 평가하는 데 도움이 될 것이다.

1) 실습에 대한 전반적인 소감은 무엇인가?
2) 실습에서 달성한 것이 무엇인가?
3) 실습에서 달성하지 못한 것은 무엇이며 그 이유는 무엇인가?
4) 효율적인 실습을 위해 실습기관, 임상강사와 실습지도교수에게 요청할 내용을 상세하게 기록한다.

PHYSIOTHERAPY

17 임상실습일지

출석카드 ①차

____________ 대학(교) ____________ 과 학번 : 성명 :

월 \ 일	1	2	3	4	5	6	7	8	9	10	11	12	13	14	15	16
월	17	18	19	20	21	22	23	24	25	26	27	28	29	30	31	
월 \ 일	1	2	3	4	5	6	7	8	9	10	11	12	13	14	15	16
월	17	18	19	20	21	22	23	24	25	26	27	28	29	30	31	
월 \ 일	1	2	3	4	5	6	7	8	9	10	11	12	13	14	15	16
월	17	18	19	20	21	22	23	24	25	26	27	28	29	30	31	
월 \ 일	1	2	3	4	5	6	7	8	9	10	11	12	13	14	15	16
월	17	18	19	20	21	22	23	24	25	26	27	28	29	30	31	

위와 같이 임상출석결과를 판정합니다.

20 년 월 일

기관(병원)명:

평가자 : 성명 : (인) / (서명)

출석카드 ②차

_______________ 대학(교) _______________ 과 학번 : 성명 :

일/월	1	2	3	4	5	6	7	8	9	10	11	12	13	14	15	16
월	17	18	19	20	21	22	23	24	25	26	27	28	29	30	31	
일/월	1	2	3	4	5	6	7	8	9	10	11	12	13	14	15	16
월	17	18	19	20	21	22	23	24	25	26	27	28	29	30	31	
일/월	1	2	3	4	5	6	7	8	9	10	11	12	13	14	15	16
월	17	18	19	20	21	22	23	24	25	26	27	28	29	30	31	
일/월	1	2	3	4	5	6	7	8	9	10	11	12	13	14	15	16
월	17	18	19	20	21	22	23	24	25	26	27	28	29	30	31	

위와 같이 임상출석결과를 판정합니다.

20 년 월 일

기관(병원)명:

평가자 : 성명 : (인) / (서명)

출석카드 ③차

______________ 대학(교) ______________ 과 학번 : 성명 :

월＼일	1	2	3	4	5	6	7	8	9	10	11	12	13	14	15	16
월	17	18	19	20	21	22	23	24	25	26	27	28	29	30	31	
월＼일	1	2	3	4	5	6	7	8	9	10	11	12	13	14	15	16
월	17	18	19	20	21	22	23	24	25	26	27	28	29	30	31	
월＼일	1	2	3	4	5	6	7	8	9	10	11	12	13	14	15	16
월	17	18	19	20	21	22	23	24	25	26	27	28	29	30	31	
월＼일	1	2	3	4	5	6	7	8	9	10	11	12	13	14	15	16
월	17	18	19	20	21	22	23	24	25	26	27	28	29	30	31	

위와 같이 임상출석결과를 판정합니다.

20 년 월 일

기관(병원)명:

평가자 : 성명 : (인) / (서명)

출석카드 ④차

_______________ 대학(교) _______________ 과 학번 : 성명 :

일 / 월	1	2	3	4	5	6	7	8	9	10	11	12	13	14	15	16
월	17	18	19	20	21	22	23	24	25	26	27	28	29	30	31	
일 / 월	1	2	3	4	5	6	7	8	9	10	11	12	13	14	15	16
월	17	18	19	20	21	22	23	24	25	26	27	28	29	30	31	
일 / 월	1	2	3	4	5	6	7	8	9	10	11	12	13	14	15	16
월	17	18	19	20	21	22	23	24	25	26	27	28	29	30	31	
일 / 월	1	2	3	4	5	6	7	8	9	10	11	12	13	14	15	16
월	17	18	19	20	21	22	23	24	25	26	27	28	29	30	31	

위와 같이 임상출석결과를 판정합니다.

20 년 월 일

기관(병원)명:

평가자 : 성명 : (인) / (서명)

출석카드 ⑤차

________ 대학(교) ________ 과 학번 : 성명 :

월＼일	1	2	3	4	5	6	7	8	9	10	11	12	13	14	15	16
월																
	17	18	19	20	21	22	23	24	25	26	27	28	29	30	31	
월＼일	1	2	3	4	5	6	7	8	9	10	11	12	13	14	15	16
월																
	17	18	19	20	21	22	23	24	25	26	27	28	29	30	31	
월＼일	1	2	3	4	5	6	7	8	9	10	11	12	13	14	15	16
월																
	17	18	19	20	21	22	23	24	25	26	27	28	29	30	31	
월＼일	1	2	3	4	5	6	7	8	9	10	11	12	13	14	15	16
월																
	17	18	19	20	21	22	23	24	25	26	27	28	29	30	31	

위와 같이 임상출석결과를 판정합니다.

20 년 월 일

기관(병원)명:

평가자 : 성명 : (인) / (서명)

실습계획일지

일시	년　　　월　　　일　　　요일
실습계획	
실습내용	오늘 실습한 내용 및 관찰사항 기록
활동소감	

실습계획일지

일시	년 월 일 요일
실습계획	
실습내용	오늘 실습한 내용 및 관찰사항 기록
활동소감	

실습계획일지

일시	년 월 일 요일
실습계획	
실습내용	오늘 실습한 내용 및 관찰사항 기록
활동소감	

실습계획일지

일시	년　　　월　　　일　　　요일
실습계획	
실습내용	오늘 실습한 내용 및 관찰사항 기록
활동소감	

실습계획일지

일시	년 월 일 요일
실습계획	
실습내용	오늘 실습한 내용 및 관찰사항 기록
활동소감	

실습계획일지

일시	년 월 일 요일
실습계획	
실습내용	오늘 실습한 내용 및 관찰사항 기록
활동소감	

실습계획일지

일시	년 월 일 요일
실습계획	
실습내용	오늘 실습한 내용 및 관찰사항 기록
활동소감	

실습계획일지

일시	년 월 일 요일
실습계획	
실습내용	오늘 실습한 내용 및 관찰사항 기록
활동소감	

실습계획일지

일시	년 월 일 요일
실습계획	
실습내용	오늘 실습한 내용 및 관찰사항 기록
활동소감	

실습계획일지

일시	년 월 일 요일
실습계획	
실습내용	오늘 실습한 내용 및 관찰사항 기록
활동소감	

실습계획일지

일시	년 월 일 요일
실습계획	
실습내용	오늘 실습한 내용 및 관찰사항 기록
활동소감	

실습계획일지

일시	년 월 일 요일
실습계획	
실습내용	오늘 실습한 내용 및 관찰사항 기록
활동소감	

실습계획일지

일시	년 월 일 요일
실습계획	
실습내용	오늘 실습한 내용 및 관찰사항 기록
활동소감	

실습계획일지

일시	년 월 일 요일
실습계획	
실습내용	오늘 실습한 내용 및 관찰사항 기록
활동소감	

실습계획일지

일시	년 월 일 요일
실습계획	
실습내용	오늘 실습한 내용 및 관찰사항 기록
활동소감	

실습계획일지

일시	년 월 일 요일
실습계획	
실습내용	오늘 실습한 내용 및 관찰사항 기록
활동소감	

실습계획일지

일시	년 월 일 요일
실습계획	
실습내용	오늘 실습한 내용 및 관찰사항 기록
활동소감	

실습계획일지

일시	년 월 일 요일
실습계획	
실습내용	오늘 실습한 내용 및 관찰사항 기록
활동소감	

실습계획일지

일시	년 월 일 요일
실습계획	
실습내용	오늘 실습한 내용 및 관찰사항 기록
활동소감	

실습계획일지

일시	년 월 일 요일
실습계획	
실습내용	오늘 실습한 내용 및 관찰사항 기록
활동소감	

실습계획일지

일시	년 월 일 요일
실습계획	
실습내용	오늘 실습한 내용 및 관찰사항 기록
활동소감	

실습계획일지

일시	년 월 일 요일
실습계획	
실습내용	오늘 실습한 내용 및 관찰사항 기록
활동소감	

실습계획일지

일시	년　　　월　　　일　　　요일
실습계획	
실습내용	오늘 실습한 내용 및 관찰사항 기록
활동소감	

실습계획일지

일시	년 월 일 요일
실습계획	
실습내용	오늘 실습한 내용 및 관찰사항 기록
활동소감	

실습계획일지

일시	년 월 일 요일
실습계획	
실습내용	오늘 실습한 내용 및 관찰사항 기록
활동소감	

실습계획일지

일시	년 월 일 요일
실습계획	
실습내용	오늘 실습한 내용 및 관찰사항 기록
활동소감	

실습계획일지

일시	년 월 일 요일
실습계획	
실습내용	오늘 실습한 내용 및 관찰사항 기록
활동소감	

실습계획일지

일시	년 월 일 요일
실습계획	
실습내용	오늘 실습한 내용 및 관찰사항 기록
활동소감	

실습계획일지

일시	년 월 일 요일
실습계획	
실습내용	오늘 실습한 내용 및 관찰사항 기록
활동소감	

실습계획일지

일시	년 월 일 요일
실습계획	
실습내용	오늘 실습한 내용 및 관찰사항 기록
활동소감	

임상실습기록지

SOAP Note

일 자 :		실습지도치료사 :	실습책임자(팀장 / 실장 / 센터장) :
환자	성명 : 성별 : 나이 :		
	진단명 :		

1. 관찰내용 :

2. 관찰 환자 기록(SOAP 노트 작성)

1) 주관적 정보(Subjective information, S) :

2) 객관적 정보(Objective information, O) :

3) 평가(Assessment, A) :

• 문제목록(Problem list) :

• 장기목표(Long term goal, LTG) :

• 단기목표(Short term goal, STG) :

4) 치료계획(Plan, P) :

비고

월/일	경과 노트 Progress Note

월/일	경과 노트 Progress Note

임상실습기록지

SOAP Note

일 자 :	실습지도치료사 :	실습책임자(팀장 / 실장 / 센터장) :

환자	성명 : 성별 : 나이 :
	진단명 :

1. 관찰내용 :

2. 관찰 환자 기록(SOAP 노트 작성)

1) 주관적 정보(Subjective information, S) :

2) 객관적 정보(Objective information, O) :

3) 평가(Assessment, A) :

• 문제목록(Problem list) :

• 장기목표(Long term goal, LTG) :

• 단기목표(Short term goal, STG) :

4) 치료계획(Plan, P) :

비고

월/일	경과 노트 Progress Note

월/일	경과 노트 Progress Note

임상실습기록지

SOAP Note

일 자 :		실습지도치료사 :	실습책임자(팀장 / 실장 / 센터장) :
환자	성명 : 성별 : 나이 :		
	진단명 :		

1. 관찰내용 :

2. 관찰 환자 기록(SOAP 노트 작성)

1) 주관적 정보(Subjective information, S) :

2) 객관적 정보(Objective information, O) :

3) 평가(Assessment, A) :

- 문제목록(Problem list) :

- 장기목표(Long term goal, LTG) :

- 단기목표(Short term goal, STG) :

4) 치료계획(Plan, P) :

비고

월/일	경과 노트 Progress Note

월/일	경과 노트 Progress Note

임상실습기록지

SOAP Note

일 자 :	실습지도치료사 :	실습책임자(팀장 / 실장 / 센터장) :

환자	성명 : 성별 : 나이 :
	진단명 :

1. 관찰내용 :

2. 관찰 환자 기록(SOAP 노트 작성)

1) 주관적 정보(Subjective information, S) :

2) 객관적 정보(Objective information, O) :

3) 평가(Assessment, A) :

- 문제목록(Problem list) :

- 장기목표(Long term goal, LTG) :

- 단기목표(Short term goal, STG) :

4) 치료계획(Plan, P) :

비고

월/일	경과 노트 Progress Note

월/일	경과 노트 Progress Note

임상실습기록지

SOAP Note

일 자 :		실습지도치료사 :	실습책임자(팀장 / 실장 / 센터장) :
환자	성명 :　　　　성별 :　　　　나이 :		
	진단명 :		

1. 관찰내용 :

2. 관찰 환자 기록(SOAP 노트 작성)

1) 주관적 정보(Subjective information, S) :

2) 객관적 정보(Objective information, O) :

3) 평가(Assessment, A) :

- 문제목록(Problem list) :

- 장기목표(Long term goal, LTG) :

- 단기목표(Short term goal, STG) :

4) 치료계획(Plan, P) :

비고

월/일	경과 노트 Progress Note

월/일	경과 노트 Progress Note

임상실습기록지

SOAP Note

일 자 :	실습지도치료사 :	실습책임자(팀장 / 실장 / 센터장) :

환자	성명 : 성별 : 나이 :
	진단명 :

1. 관찰내용 :

2. 관찰 환자 기록(SOAP 노트 작성)

1) 주관적 정보(Subjective information, S) :

2) 객관적 정보(Objective information, O) :

3) 평가(Assessment, A) :

• 문제목록(Problem list) :

• 장기목표(Long term goal, LTG) :

• 단기목표(Short term goal, STG) :

4) 치료계획(Plan, P) :

비고

월/일	경과 노트 Progress Note

월/일	경과 노트 Progress Note

임상실습기록지

SOAP Note

일 자 :		실습지도치료사 :	실습책임자(팀장 / 실장 / 센터장) :
환자	성명 : 성별 : 나이 :		
	진단명 :		

1. 관찰내용 :

2. 관찰 환자 기록(SOAP 노트 작성)

1) 주관적 정보(Subjective information, S) :

2) 객관적 정보(Objective information, O) :

3) 평가(Assessment, A) :

- 문제목록(Problem list) :

- 장기목표(Long term goal, LTG) :

- 단기목표(Short term goal, STG) :

4) 치료계획(Plan, P) :

비고

월/일	경과 노트 Progress Note

월/일	경과 노트 Progress Note

임상실습기록지

SOAP Note

일 자 :	실습지도치료사 :	실습책임자(팀장 / 실장 / 센터장) :

환자	성명 : 성별 : 나이 :
	진단명 :

1. 관찰내용 :

2. 관찰 환자 기록(SOAP 노트 작성)

1) 주관적 정보(Subjective information, S) :

2) 객관적 정보(Objective information, O) :

3) 평가(Assessment; A) :

- 문제목록(Problem list) :

- 장기목표(Long term goal, LTG) :

- 단기목표(Short term goal, STG) :

4) 치료계획(Plan, P) :

비고

월/일	경과 노트 Progress Note

월/일	경과 노트 Progress Note

임상실습기록지

SOAP Note

일 자 :		실습지도치료사 :	실습책임자(팀장 / 실장 / 센터장) :
환자	성명 : 성별 : 나이 :		
	진단명 :		

1. 관찰내용 :

2. 관찰 환자 기록(SOAP 노트 작성)

1) 주관적 정보(Subjective information, S) :

2) 객관적 정보(Objective information, O) :

3) 평가(Assessment, A) :

- 문제목록(Problem list) :

- 장기목표(Long term goal, LTG) :

- 단기목표(Short term goal, STG) :

4) 치료계획(Plan, P) :

비고

월/일	경과 노트 Progress Note

월/일	경과 노트 Progress Note

임상실습기록지

SOAP Note

일 자 :	실습지도치료사 :	실습책임자(팀장 / 실장 / 센터장) :

환자	성명 : 성별 : 나이 :
	진단명 :

1. 관찰내용 :

2. 관찰 환자 기록(SOAP 노트 작성)

1) 주관적 정보(Subjective information, S) :

2) 객관적 정보(Objective information, O) :

3) 평가(Assessment, A) :

• 문제목록(Problem list) :

• 장기목표(Long term goal, LTG) :

• 단기목표(Short term goal, STG) :

4) 치료계획(Plan, P) :

비고

월/일	경과 노트 Progress Note

월/일	경과 노트 Progress Note

임상실습기록지

SOAP Note

일 자 :		실습지도치료사 :	실습책임자(팀장 / 실장 / 센터장) :
환자	성명 : 성별 : 나이 :		
	진단명 :		

1. 관찰내용 :

2. 관찰 환자 기록(SOAP 노트 작성)

1) 주관적 정보(Subjective information, S) :

2) 객관적 정보(Objective information, O) :

3) 평가(Assessment, A) :

- 문제목록(Problem list) :

- 장기목표(Long term goal, LTG) :

- 단기목표(Short term goal, STG) :

4) 치료계획(Plan, P) :

비고

월/일	경과 노트 Progress Note

월/일	경과 노트 Progress Note

임상실습기록지

SOAP Note

일 자 :	실습지도치료사 :	실습책임자(팀장 / 실장 / 센터장) :

환자	성명 : 성별 : 나이 :
	진단명 :

1. 관찰내용 :

2. 관찰 환자 기록(SOAP 노트 작성)

1) 주관적 정보(Subjective information, S) :

2) 객관적 정보(Objective information, O) :

3) 평가(Assessment, A) :

• 문제목록(Problem list) :

• 장기목표(Long term goal, LTG) :

• 단기목표(Short term goal, STG) :

4) 치료계획(Plan, P) :

비고

월/일	경과 노트 Progress Note

월/일	경과 노트 Progress Note

임상실습기록지

SOAP Note

일 자 :	실습지도치료사 :	실습책임자(팀장 / 실장 / 센터장) :

환자	성명 : 성별 : 나이 :
	진단명 :

1. 관찰내용 :

2. 관찰 환자 기록(SOAP 노트 작성)

1) 주관적 정보(Subjective information, S) :

2) 객관적 정보(Objective information, O) :

3) 평가(Assessment, A) :

- 문제목록(Problem list) :

- 장기목표(Long term goal, LTG) :

- 단기목표(Short term goal, STG) :

4) 치료계획(Plan, P) :

비고

월/일	경과 노트 Progress Note

월/일	경과 노트 Progress Note

임상실습기록지

SOAP Note

일 자 :		실습지도치료사 :	실습책임자(팀장 / 실장 / 센터장) :
환자	성명 :　　　　성별 :　　　　나이 :		
	진단명 :		

1. 관찰내용 :

2. 관찰 환자 기록(SOAP 노트 작성)

1) 주관적 정보(Subjective information, S) :

2) 객관적 정보(Objective information, O) :

3) 평가(Assessment, A) :

- 문제목록(Problem list) :

- 장기목표(Long term goal, LTG) :

- 단기목표(Short term goal, STG) :

4) 치료계획(Plan, P) :

비고

월/일	경과 노트 Progress Note

월/일	경과 노트 Progress Note

임상실습기록지

SOAP Note

일 자 :		실습지도치료사 :	실습책임자(팀장 / 실장 / 센터장) :
환자	성명 : 성별 : 나이 :		
	진단명 :		

1. 관찰내용 :

2. 관찰 환자 기록(SOAP 노트 작성)

1) 주관적 정보(Subjective information, S) :

2) 객관적 정보(Objective information, O) :

3) 평가(Assessment, A) :

• 문제목록(Problem list) :

• 장기목표(Long term goal, LTG) :

• 단기목표(Short term goal, STG) :

4) 치료계획(Plan, P) :

비고

월/일	경과 노트 Progress Note

월/일	경과 노트 Progress Note

임상실습기록지

SOAP Note

일 자 :	실습지도치료사 :	실습책임자(팀장 / 실장 / 센터장) :

환자	성명 : 성별 : 나이 :
	진단명 :

1. 관찰내용 :

2. 관찰 환자 기록(SOAP 노트 작성)

1) 주관적 정보(Subjective information, S) :

2) 객관적 정보(Objective information, O) :

3) 평가(Assessment, A) :

• 문제목록(Problem list) :

• 장기목표(Long term goal, LTG) :

• 단기목표(Short term goal, STG) :

4) 치료계획(Plan, P) :

비고

월/일	경과 노트 Progress Note

월/일	경과 노트 Progress Note

임상실습기록지

SOAP Note

일 자 :		실습지도치료사 :	실습책임자(팀장 / 실장 / 센터장) :
환자	성명 :　　　　성별 :　　　　나이 :		
	진단명 :		

1. 관찰내용 :

2. 관찰 환자 기록(SOAP 노트 작성)

1) 주관적 정보(Subjective information, S) :

2) 객관적 정보(Objective information, O) :

3) 평가(Assessment, A) :

- 문제목록(Problem list) :

- 장기목표(Long term goal, LTG) :

- 단기목표(Short term goal, STG) :

4) 치료계획(Plan, P) :

비고

월/일	경과 노트 Progress Note

월/일	경과 노트 Progress Note

임상실습기록지

SOAP Note

일 자 :	실습지도치료사 :	실습책임자(팀장 / 실장 / 센터장) :

환자	성명 : 성별 : 나이 :
	진단명 :

1. 관찰내용 :

2. 관찰 환자 기록(SOAP 노트 작성)

   1) 주관적 정보(Subjective information, S) :

   2) 객관적 정보(Objective information, O) :

3) 평가(Assessment, A) :

- 문제목록(Problem list) :

- 장기목표(Long term goal, LTG) :

- 단기목표(Short term goal, STG) :

4) 치료계획(Plan, P) :

비고

월/일	경과 노트 Progress Note

월/일	경과 노트 Progress Note

임상실습기록지

SOAP Note

일 자 :		실습지도치료사 :	실습책임자(팀장 / 실장 / 센터장) :
환자	성명 : 성별 : 나이 :		
	진단명 :		

1. 관찰내용 :

2. 관찰 환자 기록(SOAP 노트 작성)

1) 주관적 정보(Subjective information, S) :

2) 객관적 정보(Objective information, O) :

3) 평가(Assessment, A) :

- 문제목록(Problem list) :

- 장기목표(Long term goal, LTG) :

- 단기목표(Short term goal, STG) :

4) 치료계획(Plan, P) :

비고

월/일	경과 노트 Progress Note

월/일	경과 노트 Progress Note

임상실습기록지

SOAP Note

일 자 :	실습지도치료사 :	실습책임자(팀장 / 실장 / 센터장) :

환자	성명 : 성별 : 나이 :
	진단명 :

1. 관찰내용 :

2. 관찰 환자 기록(SOAP 노트 작성)

1) 주관적 정보(Subjective information, S) :

2) 객관적 정보(Objective information, O) :

3) 평가(Assessment, A) :

- 문제목록(Problem list) :

- 장기목표(Long term goal, LTG) :

- 단기목표(Short term goal, STG) :

4) 치료계획(Plan, P) :

비고

월/일	경과 노트 Progress Note

월/일	경과 노트 Progress Note

임상실습기록지

SOAP Note

일 자 :		실습지도치료사 :	실습책임자(팀장 / 실장 / 센터장) :
환자	성명 : 　　　　　성별 : 　　　　　나이 :		
	진단명 :		

1. 관찰내용 :

2. 관찰 환자 기록(SOAP 노트 작성)

1) 주관적 정보(Subjective information, S) :

2) 객관적 정보(Objective information, O) :

3) 평가(Assessment, A) :

• 문제목록(Problem list) :

• 장기목표(Long term goal, LTG) :

• 단기목표(Short term goal, STG) :

4) 치료계획(Plan, P) :

비고

월/일	경과 노트 Progress Note

월/일	경과 노트 Progress Note

임상실습기록지

SOAP Note

일 자 :	실습지도치료사 :	실습책임자(팀장 / 실장 / 센터장) :

환자	성명 : 성별 : 나이 :
	진단명 :

1. 관찰내용 :

2. 관찰 환자 기록(SOAP 노트 작성)

1) 주관적 정보(Subjective information, S) :

2) 객관적 정보(Objective information, O) :

3) 평가(Assessment, A) :

• 문제목록(Problem list) :

• 장기목표(Long term goal, LTG) :

• 단기목표(Short term goal, STG) :

4) 치료계획(Plan, P) :

비고

월/일	경과 노트 Progress Note

월/일	경과 노트 Progress Note

임상실습기록지

SOAP Note

일 자 :	실습지도치료사 :	실습책임자(팀장 / 실장 / 센터장) :
환자	성명 :　　　성별 :　　　나이 :	
	진단명 :	

1. 관찰내용 :

2. 관찰 환자 기록(SOAP 노트 작성)

1) 주관적 정보(Subjective information, S) :

2) 객관적 정보(Objective information, O) :

3) 평가(Assessment, A) :

- 문제목록(Problem list) :

- 장기목표(Long term goal, LTG) :

- 단기목표(Short term goal, STG) :

4) 치료계획(Plan, P) :

비고

월/일	경과 노트 Progress Note

월/일	경과 노트 Progress Note

임상실습기록지

SOAP Note

일 자 :	실습지도치료사 :	실습책임자(팀장 / 실장 / 센터장) :

환자	성명 : 성별 : 나이 :
	진단명 :

1. 관찰내용 :

2. 관찰 환자 기록(SOAP 노트 작성)

1) 주관적 정보(Subjective information, S) :

2) 객관적 정보(Objective information, O) :

3) 평가(Assessment, A) :

• 문제목록(Problem list) :

• 장기목표(Long term goal, LTG) :

• 단기목표(Short term goal, STG) :

4) 치료계획(Plan, P) :

비고

월/일	경과 노트 Progress Note

월/일	경과 노트 Progress Note

임상실습기록지

SOAP Note

일 자 :		실습지도치료사 :	실습책임자(팀장 / 실장 / 센터장) :
환자	성명 :　　　성별 :　　　나이 :		
	진단명 :		

1. 관찰내용 :

2. 관찰 환자 기록(SOAP 노트 작성)

1) 주관적 정보(Subjective information, S) :

2) 객관적 정보(Objective information, O) :

3) 평가(Assessment, A) :

- 문제목록(Problem list) :

- 장기목표(Long term goal, LTG) :

- 단기목표(Short term goal, STG) :

4) 치료계획(Plan, P) :

비고

월/일	경과 노트 Progress Note

월/일	경과 노트 Progress Note

임상실습기록지

SOAP Note

일 자 :	실습지도치료사 :	실습책임자(팀장 / 실장 / 센터장) :

환자	성명 : 성별 : 나이 :
	진단명 :

1. 관찰내용 :

2. 관찰 환자 기록(SOAP 노트 작성)

1) 주관적 정보(Subjective information, S) :

2) 객관적 정보(Objective information, O) :

3) 평가(Assessment, A) :

• 문제목록(Problem list) :

• 장기목표(Long term goal, LTG) :

• 단기목표(Short term goal, STG) :

4) 치료계획(Plan, P) :

비고

월/일	경과 노트 Progress Note

월/일	경과 노트 Progress Note

임상실습기록지

SOAP Note

일 자 :		실습지도치료사 :	실습책임자(팀장 / 실장 / 센터장) :
환자	성명 : 　　성별 : 　　나이 :		
	진단명 :		

1. 관찰내용 :

2. 관찰 환자 기록(SOAP 노트 작성)

1) 주관적 정보(Subjective information, S) :

2) 객관적 정보(Objective information, O) :

3) 평가(Assessment, A) :

- 문제목록(Problem list) :

- 장기목표(Long term goal, LTG) :

- 단기목표(Short term goal, STG) :

4) 치료계획(Plan, P) :

비고

월/일	경과 노트 Progress Note

월/일	경과 노트 Progress Note

임상실습기록지

SOAP Note

일 자 :	실습지도치료사 :	실습책임자(팀장 / 실장 / 센터장) :

환자	성명 :	성별 :	나이 :
	진단명 :		

1. 관찰내용 :

2. 관찰 환자 기록(SOAP 노트 작성)

1) 주관적 정보(Subjective information, S) :

2) 객관적 정보(Objective information, O) :

3) 평가(Assessment, A) :

- 문제목록(Problem list) :

- 장기목표(Long term goal, LTG) :

- 단기목표(Short term goal, STG) :

4) 치료계획(Plan, P) :

비고

월/일	경과 노트 Progress Note

월/일	경과 노트 Progress Note

임상실습기록지

SOAP Note

일 자 :		실습지도치료사 :	실습책임자(팀장 / 실장 / 센터장) :
환자	성명 : 성별 : 나이 :		
	진단명 :		

1. 관찰내용 :

2. 관찰 환자 기록(SOAP 노트 작성)

1) 주관적 정보(Subjective information, S) :

2) 객관적 정보(Objective information, O) :

3) 평가(Assessment, A) :

• 문제목록(Problem list) :

• 장기목표(Long term goal, LTG) :

• 단기목표(Short term goal, STG) :

4) 치료계획(Plan, P) :

비고

월/일	경과 노트 Progress Note

월/일	경과 노트 Progress Note

임상실습기록지

SOAP Note

일 자 :		실습지도치료사 :	실습책임자(팀장 / 실장 / 센터장) :
환자	성명 : 성별 : 나이 :		
	진단명 :		

1. 관찰내용 :

2. 관찰 환자 기록(SOAP 노트 작성)

1) 주관적 정보(Subjective information, S) :

2) 객관적 정보(Objective information, O) :

3) 평가(Assessment, A) :

• 문제목록(Problem list) :

• 장기목표(Long term goal, LTG) :

• 단기목표(Short term goal, STG) :

4) 치료계획(Plan, P) :

비고

월/일	경과 노트 Progress Note

월/일	경과 노트 Progress Note

PHYSIOTHERAPY

18 실습병원 물리치료실 시설 및 배치도 작성

물리치료실 시설 및 배치도 작성

N

W E

S

참고문헌

1. 근골격계 운동치료학 편찬위원회, 근골격계 운동치료학, 학지사메디컬, 2020.
2. 김인숙: 물리치료 의무기록 실태에 대한 조사연구, 물리치료사협회지 제 11권 제 1호, 1990.
3. 김장곤 외, 신경계 물리치료 진단평가학, 대한나래출판사, 2016.
4. 대한의학협회: 의료관계 법령집, 1983.
5. 물리치료 임상실습서 편찬위원회: 물리치료실습서, 학지사메디컬, 2019.
6. 물리치료교재편찬위원회, 물리치료학개론, 현문사, 2018
7. 물리치료임상실습서편찬위원회: 물리치료임상실습일지, 메디컬포럼, 2019.
8. 배성수: Proprioceptive Neuromuscular Facilitation 6개월 연수자료, Kaiser Medical Center, Vallejo, California, USA, 1979.
9. 배성수: 가정방문 물리치료의 전략, 대한물리치료학회지 제 15권 제 4호, 2003.
10. 배성수 외 20인(역): 물리치료, 작업치료, 임상기록, 영문출판사, 1998.
11. 배성수, 김중선: 물리치료 임상기록 전략. 대한물리치료학회지, 제 10권 제 2호, 1998.
12. 신경계물리치료진단 및 평가 편찬위원회, 신경계 물리치료 진단 및 평가(수정판), 현문사, 2021
13. 신경외과학회: 신경외과학, 진수출판사, 1990.
14. 오정희: 재활의학, 대학서림, 1997.
15. 이건철 외: 재활의학 4판, 현문사, 2020.
16. 이재학 외: 측정 및 평가, 대학서림, 2012.
17. 임상실습일지 편찬위원회: 임상실습일지, 범문에듀케이션, 2014.
18. 정형외과학회: 정형외과학, 최신의학사, 1995.
19. 홍준현: 의무기록 완전성에 관한 조사 연구, 연세대학교 보건대학원, 1979.
20. Allman FL : Exercise in sports medicine. In Vasmajian JV(ed) : Therapeutic Exercise, 3rd ed. Williams & Wilkins, Baltimore, 1978.
21. American Physical Therapy Association : The problem oriented approach to physical therapy care, 1977.
22. APTA : Guide to Physical Therapist Practice. 2nd ed Phy Ther 81 : 9 - 744, 2001
23. Bandy WD. Lovelace - Chandler V, Mckitrick - Bandy B : Adaptation of skeletal muscle to resistance training. Journal of Orthopaedic and Sports Physical Therapy, 12: 248 - 255, 1990.
24. Bezner J. Rogers H : Physical Therapy Protocols : Guidelines for Rehabilitation, University of Texas medical Branch, Department of Physical Therapy, 1981.
25. Bridger R : Medical Terminology and Abbreviation. University of Sydney, Faculty of Health Sciences, School of Physiotherapy, 1994.

26. Carr JH et al : Movement and Science : Foundation for Physical Therapy in Rehabilitation. Aspen Publishers. Rockvile. 1987.
27. Ciccone CD, Alexander J : Physiology and Therapeuties of Exercise. In Good-gold, J(ed) : Rahabilitation Medicine. CV Mosby, St. Louis. 1988.
28. Deleteur BJ : Therapeutic exercise to develop strength and endurance. In Kotto FJ. Stiwell GK, Lehmann JF : Krusen's Handbook of Physical Medicine and Rahabilitation 3ed. WB Saunders. Philadelpia, 1982.
29. Delorme TL, Watkins AL : Progressive Resistance Exercise. Appleton – Con-tury, New York, 1951.
30. Duncan PU. Weiner DK. Chnadler J. Studenski S : Functional reach : A New Clinical Measure of Balance. J. Gerontol 45 : 11–195. 1990.
31. Feitelberg SB : The problem oriented record system in physical therapy, De-partment of Physical Therapy, University of Vermont, Sep, 1975.
32. Fleck, SJ, Kraemer WJ : Resistance training : Physiological response and adaptation(part 2 to 4). The physician and Sports Medicine 16 : 108–124. 1988.
33. Fox E. Matthews D : The Physiological Basis of Physical Education and Ath-letics. 3ed. Saunders College Publishing, Philadelpia, 1981.
34. Glowitzke BA. Milner M : Understanding the Scientific Basis of Human Movement, 2nd ed. Williams & Wikins, Baltimore, 1980.
35. Hellebrandt RA, Houtz SJ : Mechanism of muscle training in man : Experi-mental demonstration of the overload principle. Phys ther Rev 36; 731, 1956.
36. Horst R : Proprioceptive Neuromuscular Facilitation, International Course Book, Proprioceptive Neuromuscular Facilitation – Korea. 2004.
37. Huffman EK : Medical record management, 7th ed., Physician's Record Co. Berwyn, 1981.
38. Jones A : Clinical Abbreviations, Acronyms and Symbols. 2nd ed., Health In-formation Management Association of Australia Limited, 1997.
39. Kabat H. : International Proprioceptive Neuromuscular Facilitation Association meeting in vallejo, USA. 1993.
40. Kandel ER. Schwartz TH, Jessell TM : Principles of Neural Science 4ed. New York. St. Louis. San Francisco : Mc–Graw Hill, 2000.
41. Kettenbach, G : Writing SOAP Notes, 2nd ed, F.A. Davis Company, 1995.
42. Kisner C, Colby LA : Therapeutic exercise; Foundation and techniques, 3rd ed. F.A.Davis, Philadelpia. 2002.
43. Kottke FJ : Therapeutic exercise to develop neuromuscular coordination, In Kottke FJ. Stiwell GK, Lehman JF(ed) : Krunsen's Hanbook of Physical Medi-cine and Rahabilitation 3ed. WB Saunders, 1982.

44. Le Doux J : Emotional Brain. New Yorks, Touchstone, 1996.
45. Lehmkuhl LD, Smith LK : Brumnstrom's Clinical Kinesiology, 4ed, FA Davis. Philadelpia, 1983.
46. Mao HF, Hsueh IP, Tang PF, Sheu CF, Hsieh CL. Analysis and comparison of the psychometric properties of three balance measures for stroke patients. Stroke. 2002 Apr 1;33(4):1022-7.
47. Mulder T. Nienhuis B. Pauwels J : The Assessment of Motor Recovery : A New Look an old Problem, Journal Electromyogr, Kinesiol Vol 6. No 2. 2:137-145, 1996.
48. Prentice WE : Rahabilitation Technique, In Sports Medicine, Time Mirror/ Mosby. St. Louis, 1990.
49. Rothwell J : Control of Human Voluntary Movement, London, Chapman Hall, 1994.
50. Salbach NM, Mayo NE, Higgins J, Ahmed S, Finch LE, Richards CL. Responsiveness and predictability of gait speed and other disability measures in acute stroke. Archives of physical medicine and rehabilitation. 2001 Sep 1;82(9):1204-12.
51. Steffen TM, Hacker TA, Mollinger L. Age-and gender-related test performance in community-dwelling elderly people: Six-Minute Walk Test, Berg Balance Scale, Timed Up & Go Test, and gait speeds. Physical therapy. 2002 Feb 1;82(2):128-37.
52. Stevenson TJ. Detecting change in patients with stroke using the Berg Balance Scale. Australian Journal of Physiotherapy. 2001 Jan 1;47(1):29-38.
53. Sullivan S : Motor Control Assessment, In O'Sullivan, Sand Schmits TJ : Physical Rahabilitation : Assessment and Treatment, 3ed, FA Davis, Philadelpia, 1994.
54. Umphried DA : Neurological Rahabilitation, CV Mosby, 1985
55. Vogel JA : Introduction to the symposium : Physiological response and adaptation to resistance. Med Sci Sports Exerc (Suppl) 20: 131-134. 1988.
56. Voss DE. Ionta MK, Myers BJ : Proprioceptive Neuromuscular Facilitation : Patterns and Techniques. 3rd ed. Haper and Row Publishers. New York. 1985.
57. Weed LL : What Physicians Worry About ; How to Organize Care of Multiple Problem Patients, Modern Hospital, 110:90-94, 1968.

사이트

http://www.kpta.co.kr/newkpta/

http://www.apta.org/

https://www.google.co.kr/

물리치료 임상실습일지

2022년 5월 20일 초판 발행
2024년 5월 17일 초판2쇄 발행

저 자 물리치료 임상실습운영위원회
펴 낸 이 윤 진 영
펴 낸 곳 도서출판 대학서림

03076
서울특별시 종로구 혜화로 2길 8
전화/(02) 744-2811~3, 763-1220
FAX/(02) 744-1210
등록/1965. 1. 20.
번호/1-88

ISBN 978-89-6940-286-8 93510
정가 15,000원

저자와의 협의에 의해 인지를 생략합니다.